KOMPENDIUM OHRAKUPUNKTUR

Der effektive Weg vom Punkt zum Behandlungskonzept

Hans P. Ogal
Bernard C. Kolster

KVM-Verlag

Die Deutschen Bibliothek – CIP-Einheitsaufnahme
Ogal, Hans P.:
Kompendium Ohrakupunktur : der effektive Weg vom Punkt zum Behandlungskonzept
KVM-Verlag, 1997
ISBN 3-932119-14-2

Anschrift der Verfasser:

Hans P. Ogal, Arzt
Alicenstr. 18
35390 Gießen

Bernard C. Kolster
Ernst-Lemmer-Str. 56
35041 Marburg

Wichtiger Hinweis: Wie jede Wissenschaft ist die Medizin ständigen Entwicklungen unterworfen. Forschung und klinische Erfahrungen erweitern unsere Erkenntnisse, insbesondere was Behandlung und medikamentöse Therapie anbelangt. Die Autoren dieses Beitrages haben große Sorgfalt darauf verwendet, daß die therapeutischen Angaben, im Hinblick auf Indikationen, Dosierung und unerwünschte Nebenwirkungen, dem derzeitigen Wissensstand entsprechen.
Für Angaben über Dosierungsanweisungen und Applikationsformen kann vom Verlag jedoch keine Gewähr übernommen werden. Jeder Benutzer ist angehalten, durch sorgfältige Prüfung der Beipackzettel der verwendeten Präparate und gegebenenfalls nach Konsultation eines Spezialisten festzustellen, ob die dortgegebene Empfehlung für Dosierung oder die Beachtung von Kontraindikationen gegenüber der Angabe in diesem Buch abweicht. Eine solche Prüfung ist besonders wichtig bei selten verwendenten Präparaten oder solchen, die neu auf den Markt gebracht worden sind. Jede Dosierung oder Applikation erfolgt auf eigene Gefahr der Benutzer. Autoren und Verlag appellieren an jeden Benutzer, ihm etwa auffallende Ungenauigkeiten dem Verlag mitzuteilen. Geschützte Warennamen (Warenzeichen) werden nicht besonders kenntlich gemacht. Aus dem Fehlen eines solchen Hinweises kann also nicht geschlossen werden, daß es sich um einen freien Warennamen handele.

ISBN 3-932119-14-2

© KVM Dr. Kolster u. Co. Produktions- und Verlags-GmbH, Marburg 1997

Jeder Nachdruck, jede Wiedergabe, Vervielfältigung und Verbreitung, auch von Teilen des Werkes oder von Abbildungen, jede Abschrift, auch auf fotomechanischem Wege oder in Magnettonverfahren, in Vortrag, Funk, Fernsehsendungen, Telefonübertragung sowie Speicherung in Datenverarbeitungsanlagen, bedarf der ausdrücklichen Genehmigung des Verlages.

Printed in Germany 1997
Satz und Druck: Druckerei BADEN, Kassel

Vorwort

Diese Zusammenfassung beispielhafter Behandlungskonzepte entlehnt sich der audiovisuellen Fortbildungsreihe "Ohrakupunktur", dem Praxisbuch "Ohrakupunktur - Grundlagen, Praxis, Indikationen" und der dazugehörigen CD-ROM und hat das Ziel, die Behandlung der Patienten kurz und praktisch auf den Punkt zu bringen.
Die zwei zentralen Fragen der Behandlung mit Ohrakupunktur
- „Wie erstelle ich ein Therapiekonzept?"
- „Wie finde ich aus der Vielzahl der möglichen Punkte schnell die relevanten Punkte heraus?"
werden übersichtlich und praxisnah dargestellt.
Bei diesem Kompendium haben wir besonderen Wert auf die Systematik und Übersichtlichkeit der entsprechenden Behandlungskonzepte sowie deren Übertragbarkeit auf die individuellen Krankheitsbilder in der Praxis gelegt.
In diesem Sinne wünschen wir viel Freude bei der Ohrakupunktur und viel Erfolg für Ihre Patienten.

Hans P. Ogal, Bernard C. Kolster
Gießen / Marburg August 1997

Inhaltsverzeichnis

Hinweise zur Bedienung ... 1

Praktische Durchführung

Patientenvorbereitung ... 2
Lagerung ... 3
Behandlungsdauer ... 3
Behandlungsfrequenz ... 3
Behandlungsserien ... 3
Lateralität ... 3

Punktauswahl/Therapiekonzept ... 4
Organ- oder Korrespondenzpunkte ... 4
Segmenttherapie, Punkte im gestörten Segment ... 4
Analgetisch bzw. antiphlogistisch wirkende Punkte ... 6
Vegetativ ausgleichende Punkte ... 6
Modalitätsspezifische Punkte ... 6

Komplikationen ... 6
Kollaps ... 6
Infektion ... 6
Erstverschlimmerung ... 7
Therapiehindernisse/Therapieversager ... 7

Indikationen ... 7
Allgemeine Indikationen ... 7
Kontraindikationen ... 8
Legende ... 8

Erkrankungen des Bewegungsapparates
Zervikalsyndrom ... 10
Schulter Arm Syndrom ... 12
Epikondylopathie/Epikondylitis ... 14
Lumboischialgie ... 16
Koxalgie/Koxarthrose ... 18
Gonalgie/Gonarthrose ... 20
Achillodynie ... 22

Funktionelle Erkrankungen

Chronische Sinusitis	24
Asthma bronchiale	26
Chronische Bronchitis	28
Gastritis	30
Prämenstruelles Syndrom	32
Vegetatives Urogenitalsyndrom	34

Allergische Erkrankungen

Allergische Konjunktivitis	36
Rhinitis allergica	38
Allergisches Asthma bronchiale	40

Neurologische Erkrankungen

Migräne	42
Zephalgie	44
Trigeminusneuralgie	46
Vertigo	48

Weitere Anwendungsgebiete

Raucherentwöhnung	50
Gewichtsreduktion	52
Prüfungsangst	54
Psychovegetative Befindlichkeitsstörungen	56

Literatur

58

Hinweise zur Bedienung

Für die Darstellung einer grundlegenden Systematik werden die für die Behandlung eines Krankheitsbildes wichtigen Ohrakupunkturpunkte in vier Gruppen unterteilt:
- Organ- oder Korrespondenzpunkte
- Analgetisch bzw. antiphlogistisch wirkende Punkte
- Vegetativ ausgleichende Punkte
- Modalitätsspezifische oder ergänzende Punkte.

In dieser Reihenfolge sollten die aktiven Ohrakupunkturpunkte untersucht und ggf. behandelt werden.
Die Farbkodierung erleichtert die Erstellung eines patientenindividuellen Behandlungskonzeptes.
- Zuerst werden aktive Organ- oder Korrespondenzpunkte lokalisiert und behandelt.
- Es folgt die Kombination mit analgetisch oder antiphlogistisch wirken den Punkten.
- Dann werden individuell vegetativ ausgleichende Punkte untersucht und hinzugenommen.
- Das Behandlungskonzept wird ergänzt durch eventuelle modalitätsspezifische oder besondere Punkte (auch im Sinne der traditionellen chinesischen Medizin).

Einige Punkte können nach verschiedenen Kriterien den obengenannten Gruppen zugeordnet werden.
So ist es möglich, daß z.B. der Punkt Polster (29) einerseits als
- Organ- bzw. Korrespondenzpunkt z.B. Zervikalsyndrom, Zephalgie oder als
- analgetisch wirkender Punkt z.B. Epikondylopathie, Gastritis

eingesetzt werden.
Kann ein Punkt aus unterschiedlicher Sicht bei dem selben Beschwerdebild eingesetzt werden, z.B. analgetisch und/oder vegetativ ausgleichend, so wird dieser in der Grafik doppelfarbig dargestellt und in den jeweils zugehörigen Gruppen aufgeführt.

Praktische Durchführung

Patientenvorbereitung

Wenn die Ohrakupunktur indiziert ist, erfolgt die Aufklärung des Patienten über das beabsichtigte therapeutische Vorgehen und den weiteren Verlauf der Behandlung.
Angesprochen werden hierbei:

- Art, Stärke und Dauer der mit dem Einstich verbundenen bzw. zu erwartenden Schmerzen.
- Infektionsrisiko: Eine Infektion ist theoretisch denkbar, jedoch äußerst selten. Das Risiko wird vermindert durch die vorangehende gründliche Desinfektion und die Verwendung von sterilen, wenig traumatisierenden Einmalnadeln.
- Unmittelbar vor und drei bis vier Stunden nach der Behandlung sind keine anstrengenden Tätigkeiten oder Sportarten durchzuführen.
- Am Behandlungstag ist kein Ohrschmuck zu tragen, störende Haare im Behandlungsgebiet sind ggf. vorher zu entfernen.
- Vegetative Reaktionen, wie z.B. Müdigkeit nach der Behandlung, sind möglich.
- Behandlungsdauer: Behandlung und Nachruhezeit jeweils von ca. 30 Minuten Länge.
- Begleitmedikation: 12 – 24 Stunden vor Behandlungsbeginn sowie während der gesamten Behandlungsserie keine Einnahme von Narkotika (Schlafmittel, Alkohol, Drogen). Medikamente, die regelmäßig verabreicht werden (z.B. Insulin oder Kontrazeptiva), werden nicht abgesetzt.

Lagerung

Der Patient befindet sich während der Akupunktur in einer entspannten, liegenden Haltung. Nach der Behandlung sollte er etwa eine halbe Stunde in der Praxis nachruhen können.

Behandlungsdauer

Die Behandlungsdauer richtet sich im allgemeinen nach der Konstitution des Patienten und der Art der Erkrankung (akut/chronisch).
- In der Regel werden die Nadeln 15 – 45 Minuten belassen.
- Bei geschwächten oder älteren Patienten erfolgen kürzere Behandlungszeiten (5-15 min).

Behandlungsfrequenz

- Akute Erkrankungen erfordern tägliche oder 2 – 4 Behandlungen pro Woche.
- Chronische Erkrankungen werden einmal wöchentlich oder alle zwei Wochen behandelt.

Behandlungsserien

- Sinnvoll sind Behandlungsserien von 6 – 10 Behandlungen. Häufig tritt nach 3 – 6 Behandlungen eine Besserung der Beschwerden auf.
- Nach einem Behandlungszyklus sollte eine behandlungsfreie Zeit erfolgen, um danach den Behandlungserfolg zu bewerten.
- Die Abstände können dann bis zur Stabilisierung des Behandlungsergebnisses auf eine Behandlung pro Woche oder alle 14 Tage verlängert werden.
- Nach erzielter Beschwerdefreiheit können noch 2 – 3 Behandlungen durchgeführt werden.
- Bei Wiederauftreten der Beschwerden oder bei chronischen Erkrankungen sind in regelmäßigen Abständen erneute Behandlungsserien möglich.

Lateralität

Analog einer dominanten Hemisphäre des Gehirns gehen manche Autoren von einem dominanten Ohr aus. Bei Rechtshändern ist dies das rechte Ohr, bei Linkshändern entsprechend das linke.
In der Regel werden bei akuten Störungen im Bereich einer Körperseite entsprechende aktive Punkte der ipsilateralen Ohrmuschel behandelt. Bei akuten Störungen, die sich nicht eindeutig einer Körperhälfte zuordnen lassen (z.B. Zystitis, Prostatitis), kann die Behandlung über das führende Ohr erfolgen.
Bei psychovegetativen Störungen erfolgt die Behandlung kontralateral der Händigkeit.

Bei chronischen Störungen kann vorzugsweise kontralateral oder bei aktiven Punkten auf beiden Ohrmuscheln ggf. über beide Ohrmuscheln therapiert werden.

Bei unklarer Lateralität erfolgt die Untersuchung beider Ohrmuscheln nach aktiven Punkten und ggf. die Behandlung beidseitig.

CAVE: Bei der Trigeminusneuralgie am Anfang stets kontralateral behandeln, da bei ipsilateraler Behandlung ein Anfall ausgelöst werden kann.

Punktauswahl/Therapiekonzept

Nach erfolgter Anamnese und klinischer Untersuchung ergeben sich bereits entscheidende Hinweise für die Therapie.

- Bei Vorliegen einer Erkrankung oder Störung des Körpers werden die korrespondierenden Ohrpunkte aktiv.
- Bei gegebener Indikation zur Therapie mit Ohrakupunktur erfolgt die Aufstellung eines Behandlungskonzeptes.
- Bei einer Behandlung werden nicht mehr als 5 – 7 Nadeln pro Ohr appliziert.
- Wenn mehr als 5 – 7 Punkte aktiv und für das zu behandelnde Beschwerdebild indiziert sein sollten, werden diese Punkte bei der nächsten Sitzung genadelt. Danach können abwechselnd die aktiven Punkte genadelt werden.

Aus der großen Anzahl aller möglichen Punkte erfolgt eine Eingrenzung der in Frage kommenden Punkte. Hierzu stehen mehrere Punkt-Auswahl-Strategien zur Verfügung, die zu einem Behandlungskonzept kombiniert werden können.

Organ- oder Korrespondenzpunkte

Es werden die Punkte untersucht und ggf. behandelt, die der jeweiligen erkrankten Körperregion oder dem Organ zugeordnet sind.

Beispiele

- Gonalgie: Chinesischer Kniegelenkspunkt (49a) oder französischer Kniegelenkspunkt (49b)
- Ischialgie: Ischiaszone (52)
- Gastritis: Magen (87), Magen-Kardia (86).

Segmenttherapie, Punkte im gestörten Segment

Diese Form der Punktauswahl bietet sich bei segmental lokalisierbaren Störungen, Erkrankungen des Bewegungsapparates und Neuralgien an.

Segmenttherapie

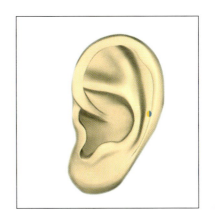

Bildung eines Behandlungsstrahls:
Entsprechend der segmentalen Zuordnung werden empfindliche Punkte in der vegetativen Rinne (unter der Helixkrempe) aufgesucht.

Von dort aus wird eine gedachte Linie zum Nullpunkt gezogen.

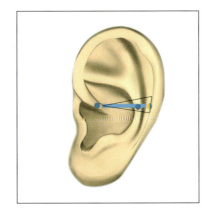

Im Bereich dieser Linie (Behandlungsstrahl) werden weitere empfindliche Punkte gesucht und behandelt.

Analgetisch bzw. antiphlogistisch wirkende Punkte
Bei Beschwerden, die sich nicht segmental zuordnen lassen, und als Basistherapie bei Schmerzzuständen und Entzündungen kommen Punkte in Frage wie
- Shen Men (55)
- Thalamus (26a)
- Analgesiepunkt
- ACTH (13).

Vegetativ ausgleichende Punkte
Erkrankungen und Schmerzzustände sind häufig kombiniert mit psychovegetativen Begleiterscheinungen. In diesem Fall werden vegetativ ausgleichende und psychotrope Punkte in das Behandlungskonzept eingebunden. Auch bei Suchterkrankungen werden vegetativ ausgleichende Punkte als Zusatzmaßnahme mit eingesetzt.
Beispiele
- Jerôme (29b)
- Vegetativum I (51)
- Anti-Aggression (PT 1).

Modalitätsspezifische Punkte
Entsprechend der auslösenden Faktoren (auch im Sinne der traditionellen chinesischen Medizin) können modalitätsspezifische Punkte zum Einsatz kommen (Beschwerden bei Wetterwechsel, hormonelle Umstellungen).
Beispiele
- Wetterpunkt
- Ovar (Gonadotropin-Punkt) (23)
- Niere (95)
- Allergiepunkt (78).

Komplikationen
Kollaps
Das Hautareal um den Gehörgang wird von Ästen des N. vagus innerviert. Bei empfindlichen Personen kann bei der Nadelung eine vasovagale Kreislaufreaktion eintreten. Aus diesem Grund wird die Ohrakupunktur nur bei liegenden Patienten durchgeführt.

Infektion
Bei unsauberer und unsachgemäßer Durchführung besteht das Risiko einer Infektion. Eine befürchtete Komplikation ist die Perichondritis, die

mit einer Einschmelzung des bradytrophen Knorpelgewebes einhergehen kann. Ebenso besteht bei Dauerapplikationsformen ein erhöhtes Infektionsrisiko. Durch Aufklärung und engmaschige Kontrollen können derartige Komplikationen frühzeitig erkannt und behandelt werden.

Erstverschlimmerung

Selten kann eine Erstverschlimmerung der Beschwerdesymptomatik auftreten. Diese klingt nach kurzer Zeit wieder ab. Die Patienten sind über diese Möglichkeit aufzuklären, um einer unnötigen Beunruhigung vorzubeugen. Desweiteren deutet eine Erstverschlimmerung auf einen richtigen therapeutischen Ansatz, aber einen zu stark gewählten Applikationsreiz hin.

Therapiehindernisse/Therapieversager

Auch bei korrekter Indikationsstellung kann der gewünschte Behandlungserfolg ausbleiben. Mögliche Gründe hierfür können sein:
- Vorliegen von Störfeldern n. Huneke (chronische Entzündungen, Narben)
- Einnahme von Medikamenten (Neuroleptika, Barbiturate, Tranquillizer)
- Drogenabusus (Alkohol, Heroin, Kokain u.s.w.)
- Zustand nach neurochirurgischen Eingriffen am ZNS
- Zustand nach operativen Eingriffen an der Ohrmuschel (Ohrmuschelplastik, Piercing)
- Psychische und physische Erschöpfungszustände.

Indikationen

Prinzipiell gilt: "Akupunktur heilt, was gestört ist. Akupunktur heilt nicht, was zerstört ist." (Prof. Dr. med. Dr. med. dent. H. F. Herget)

Allgemeine Indikationen

Die Ohrakupunktur kann bei einer Vielzahl von Störungen allein oder in Kombination mit anderen Therapieverfahren angewendet werden. Besonders gut lassen sich beispielsweise akute Schmerzsyndrome wie Lumbalgien, Ischialgien und Zephalgien behandeln.

Indikationen
- Schmerzzustände des Bewegungsapparates
- Funktionelle, reversible "innere" Erkrankungen
- Ergänzende Therapiemaßmahmen bei:
  - Allergischen Erkrankungen
  - Psychovegetativen Befindlichkeitsstörungen
- Suchtbehandlung.

Kontraindikationen

Absolute Kontraindikationen
- Lebensbedrohliche Krankheitsbilder
- Akute Schmerzen mit Operationsindikation
- Schwere Infektionserkrankungen
- Entzündungen im Punktionsgebiet
- Neurologische Erkrankungen wie Enzephalitis disseminata, amyotrophe Lateralsklerose.

Relative Kontraindikationen
- Medikamenteneinnahme vor der Behandlung (Sedativa, Tranquilizer, Opiate, Neuroleptika)
- Unklare Schmerzzustände, fehlende Diagnose
- Extreme Erschöpfungs- und Schwächezustände (Fastenkuren, große körperliche Belastung)
- Schwangerschaft: Genital- und Hypothalamuszone, Uterus (58), Ovar (23) und weitere endokrine Punkte
- Extreme Schmerzhaftigkeit einzelner Punkte wegen Kollapsgefahr oder Verschlimmerungsmöglichkeit.

Legende

Hinweise zur Benutzung des Kompendiums Ohrakupunktur siehe S.1.

- 🔵 Organ- oder Korrespondenzpunkte
- 🔴 Analgetisch bzw. antiphlogistisch wirkende Punkte
- 🟡 Vegetativ ausgleichende Punkte
- 🟢 Modalitätsspezifische oder ergänzende Punkte
- ⊕ unterschiedliche Zuordnungsmöglichkeiten
- ⟡ Punkte auf der Innen– oder Rückseite des Ohres
- L. Lokalisation (des Punktes)
- I./W. Indikation/Wirkung (des Punktes)

Übersicht Indikationen

Erkrankungen des Bewegungsapparates
Zervikalsyndrom 10
Schulter-Arm-Syndrom 12
Epikondylopathie/Epikondylitis 14
Lumboischialgie 16
Koxalgie/Koxarthrose 18
Gonalgie/Gonarthrose 20
Achillodynie 22

Funktionelle Erkrankungen
Chronische Sinusitis 24
Asthma bronchiale 26
Chronische Bronchitis 28
Gastritis 30
Prämenstruelles Syndrom 32
Vegetatives Urogenitalsyndrom 34

Allergische Erkrankungen
Allergische Konjunktivitis 36
Rhinitis allergica 38
Allergisches Asthma bronchiale 40

Neurologische Erkrankungen
Migräne 42
Zephalgie 44
Trigeminusneuralgie 46
Vertigo 48

Weitere Anwendungsgebiete
Raucherentwöhnung 50
Gewichtsreduktion 52
Prüfungsangst 54
Psychovegetative Befindlichkeitsstörungen 56

Erkrankungen des Bewegungsapparates

Zervikalsyndrom

Organ- oder Korrespondenzpunkte
- Punkt(e) im Bereich der Wirbelkörper/HWS - I./W.: Schmerzen im Bereich des Bewegungsapparates und der entsprechenden Wirbelkörper (auch zur Behandlung über den Behandlungsstrahl einsetzbar).
- Punkt(e) im Bereich der vegetativen Rinne/HWS - I./W.: Vegetative Reaktionen des Organismus bei akuten und chronischen Erkrankungen (Behandlungsstrahl).
- Polster (29) - I./W.: Okzipitaler Kopfschmerz, Schwindel, Hypotonie; analgetisch, allgemein beruhigend, ausgleichend.
- Jérôme (29b) - I./W.: Muskulärer und psychischer Entspannungspunkt, vegetativ ausgleichend.

Analgetisch bzw. antiphlogistisch wirkende Punkte
- Shen Men (55) - I./W.: "Tor der Götter"; analgetisch, antiphlogistisch, beruhigend.
- Polster (29) - I./W.: s. o.
- Analgesiepunkt - I./W.: Analgetisch, bei starken Schmerzen.

Vegetativ ausgleichende Punkte
- Punkt(e) im Bereich der vegetativen Rinne/HWS - I./W.: s. o.
- Vegetativum I (51) - L.: Auf dem Crus inferius anthelicis, bis unter die Helixkrempe ragend. I./W.: Bei vegetativ bedingten Erkrankungen; spasmolytisch, entspannend, ausgleichend.
- Jérôme (29b) - I./W.: s. o.
- Vegetativum II (34) - L: Auf der Antitragusinnenseite, zwischen Thalamus (26a) und dem Ovar-Punkt (23). I./W.: Bei vegetativ und psychovegetativ bedingten Erkrankungen; antiphlogistisch, analgetisch, beruhigend, ausgleichend.

Modalitätsspezifische oder ergänzende Punkte
- Ischiaszone (52) - I./W.: Lumboischialgien, Schmerzen im Versorgungsgebiet des N. Ischiadicus.

Zervikalsyndrom

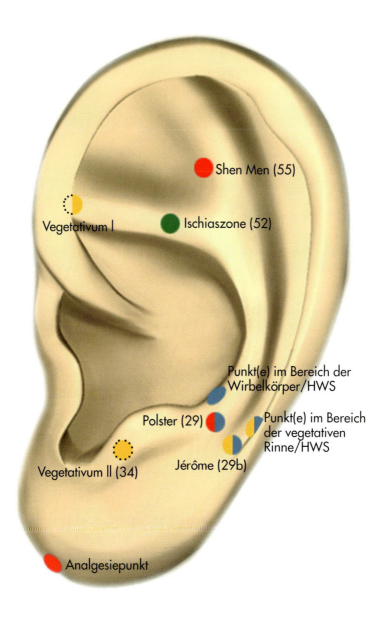

Schulter-Arm-Syndrom

Organ- oder Korrespondenzpunkte
- Schultergelenk (64) - I./W.: Schmerzen und Erkrankungen des Schultergelenks.
- Behandlungsstrahl

Analgetisch bzw. antiphlogistisch wirkende Punkte
- Shen Men (55) - I./W.: "Tor der Götter"; analgetisch, antiphlogistisch, beruhigend.
- Polster (29) - I./W.: Okzipitaler Kopfschmerz, Schwindel, Hypotonie; analgetisch, allgemein beruhigend, ausgleichend.
- Thalamus (26a) - L.: An der Basis und in der Mitte der Antitragusinnenseite, gegenüber dem Punkt Sonne (35). I./W.: Allgemeiner Analgesiepunkt, besonders bei akuten und starken Schmerzen.

Vegetativ ausgleichende Punkte
- Vegetative Rinne/C4-Th9 - I./W.: Vegetative Reaktionen des Organismus bei akuten und chronischen Erkrankungen (Behandlungsstrahl).
- Jérôme (29b) - I./W.: Muskulärer und psychischer Entspannungspunkt, vegetativ ausgleichend.

Modalitätsspezifische oder ergänzende Punkte
- Polster (29) - I./W.: s. o.
- Wetterpunkt - I./W.: Wetterfühligkeit, Beschwerdeverschlechterung bei Wetterwechsel und saisonal abhängigen Beschwerden, z.B. Migräne, Narbenschmerzen, Neuralgien, Zephalgie.
- Niere (95) - I./W.: Schwächen, Schmerzen und Erkrankungen der Niere und der Nebenniere (auch im Sinne der TCM), z.B. Lumbalgien, Fertilitätsstörungen, Menstruationsstörungen, Erkrankungen des Ohres.

Schulter–Arm–Syndrom

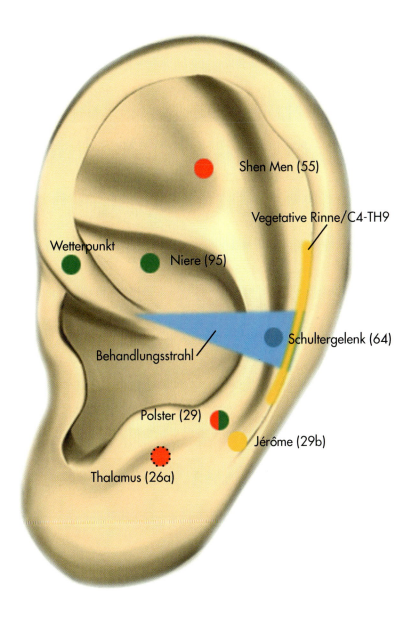

Epikondylopathie/Epikondylitis

Organ- oder Korrespondenzpunkte

- Ellenbogen (66) - I./W.: Schmerzen und Erkrankungen im Ellenbogenbereich.
- Retropunkt Ellenbogen - L.: Auf der Ohrrückseite im oberen Bereich der Eminentia scaphae. I./W.: Schmerzen und Erkrankungen des Ellenbogengelenks.

Analgetisch bzw. antiphlogistisch wirkende Punkte

- Shen Men (55) - I./W.: "Tor der Götter"; analgetisch, antiphlogistisch, beruhigend.
- Thalamus (26a) - L.: An der Basis und in der Mitte der Antitragusinnenseite, gegenüber dem Punkt Sonne (35). I./W.: Allgemeiner Analgesiepunkt, besonders bei akuten und starken Schmerzen.
- Analgesiepunkt - I./W.: Analgetisch, bei starken Schmerzen.
- ACTH (13) - I./W.: Antiphlogistisch, analgetisch, antiallergisch.
- Polster (29) - I./W.: Okzipitaler Kopfschmerz, Schwindel, Hypotonie; analgetisch, allgemein beruhigend, ausgleichend.

Vegetativ ausgleichende Punkte

- Jérôme (29b) - I./W.: Muskulärer und psychischer Entspannungspunkt, vegetativ ausgleichend.

Epikondylopathie/Epikondylitis

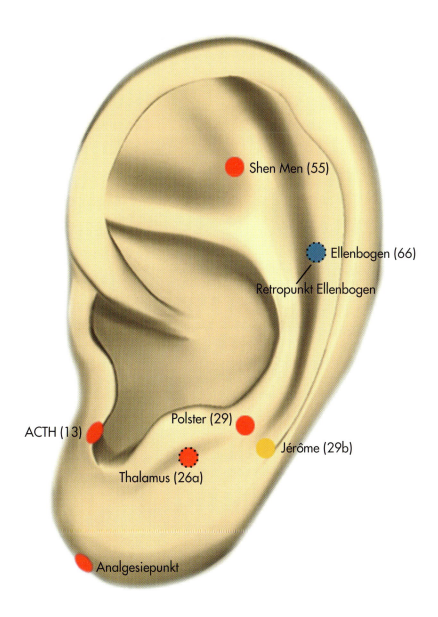

Lumboischialgie

Organ- oder Korrespondenzpunkte
- Ischiaszone (52) - I./W.: Lumboischialgien, Schmerzen im Versorgungsgebiet des N. ischiadicus.
- Behandlungsstrahl
- Punkt(e) im Bereich der vegetativen Rinne/LWS - L: Unter der Helixkrempe, segmental den Wirbelkörpern zuordenbar (bis ungefähr zum Tuberculum Darwinii, dann verschwimmt die Zuordenbarkeit). I./W.: Vegetative Reaktionen des Organismus bei akuten und chronischen Erkrankungen (Behandlungsstrahl).
- Shen Men (55) - I./W.: "Tor der Götter"; analgetisch, antiphlogistisch, beruhigend.
- Zusatzpunkt(e) im Bereich der Fossa triangularis.

Analgetisch bzw. antiphlogistisch wirkende Punkte
- Shen Men (55) - I./W.: s. o.
- ACTH (13) - I./W.: Antiphlogistisch, analgetisch, antiallergisch.
- Thalamus (26a) - L.: An der Basis und in der Mitte der Antitragusinnenseite, gegenüber dem Punkt Sonne (35). I./W.: Allgemeiner Analgesiepunkt, besonders bei akuten und starken Schmerzen.
- Analgesiepunkt - I./W.: Analgetisch, bei starken Schmerzen.

Vegetativ ausgleichende Punkte
- Vegetativum I (51) - L.: Auf dem Crus inferius anthelicis, bis unter die Helixkrempe ragend. I./W.: Bei vegetativ bedingten Erkrankungen; spasmolytisch, entspannend, ausgleichend.
- Punkt(e) im Bereich der vegetativen Rinne/LWS - L.: s. o.
- Jérôme (29b) - I./W.: Muskulärer und psychischer Entspannungspunkt, vegetativ ausgleichend.
- Herz (100) - I./W.: "Vegetativer Herzpunkt", psychische Befindlichkeitsstörungen, Neurasthenie, Schlafstörungen, Prüfungsangst, vegetative Herzrhythmusstörungen, Hypotonie, Hypertonie.

Modalitätsspezifische oder ergänzende Punkte
- Niere (95) - I./W.: Schwächen, Schmerzen und Erkrankungen der Niere und der Nebenniere (auch im Sinne der TCM), z.B. Lumbalgien, Fertilitätsstörungen, Menstruationsstörungen, Erkrankungen des Ohres.
- Nullpunkt (82) - I./W.: Singultus, "Zwerchfellpunkt", Ausgangspunkt der Behandlungslinien (n.Nogier), Abgleichpunkt für die Hautwiderstandsmessung, spasmolytisch.

Lumboischialgie

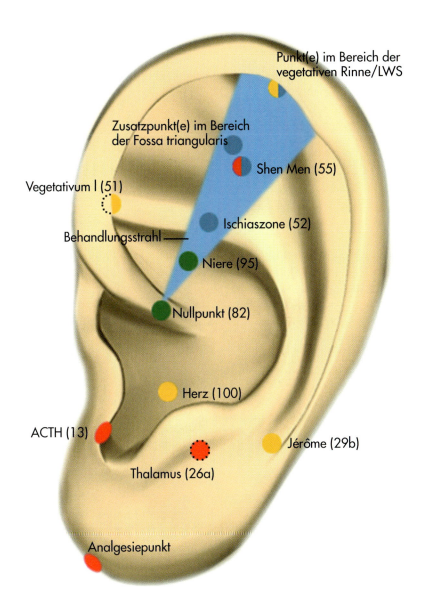

Koxalgie/Koxarthrose

Organ- oder Korrespondenzpunkte
- Hüfte (57) - I./W.: Schmerzen und Erkrankungen im Hüftgelenksbereich.
- Zusatzpunkt(e) im Hüftareal.
- Behandlungsstrahl
- Punkt(e) im Bereich der vegetativen Rinne/LWS - I./W.: Vegetative Reaktionen des Organismus bei akuten und chronischen Erkrankungen (Behandlungsstrahl).

Analgetisch bzw. antiphlogistisch wirkende Punkte
- Shen Men (55) - I./W.: "Tor der Götter"; analgetisch, antiphlogistisch, beruhigend.
- Thalamus (26a) - L.: An der Basis und in der Mitte der Antitragusinnenseite, gegenüber dem Punkt Sonne (35). I./W.: Allgemeiner Analgesiepunkt, besonders bei akuten und chronischen Schmerzen.
- Analgesiepunkt - I./W.: Analgetisch, bei starken Schmerzen.

Vegetativ ausgleichende Punkte
- Vegetativum I (51) - L.: Auf dem Crus inferius anthelicis, bis unter die Helixkrempe ragend. I./W.: Bei vegetativ bedingten Erkrankungen; spasmolytisch, entspannend, ausgleichend.
- Jérôme (29b) - I./W.: Muskulärer und psychischer Entspannungspunkt, vegetativ ausgleichend.
- Punkt(e) im Bereich der vegetativen Rinne/LWS - I./W.: s. o.
- Omega-Hauptpunkt - I./W.: Psychotroper Punkt, psychisch-geistiger Ausgleich bei chronischen Erkrankungen (n. Rubach).
- Omega 2-Punkt - I./W.: Psychotroper Punkt, ausgleichend bei gestörter Mensch-Umwelt-Beziehung (n. Rubach).

Modalitätsspezifische oder ergänzende Punkte
- Leber (97) - I./W.: Hepatopathien, Meteorismus, Dyspepsien, hämatologische Erkrankungen, Suchterkrankungen, ggf. Augenerkrankungen; unterstützend bei allen plötzlichen, wechselnden und kolikartigen Erkrankungen im Sinne der TCM (z.B. Allergien, Koliken, akute Neuralgien u.a.).
- Niere (95) - I./W.: Schwäche, Schmerzen und Erkrankungen der Niere und der Nebenniere (auch im Sinne der TCM), z.B. Lumbalgien, Fertilitätsstörungen, Menstruationsbeschwerden, Erkrankungen des Ohres.
- Leber-Gallenblasen-Areal - I./W.: Erkrankungen der Leber und der Gallenblase (auch im Sinne der TCM).

Koxalgie/Koxarthrose

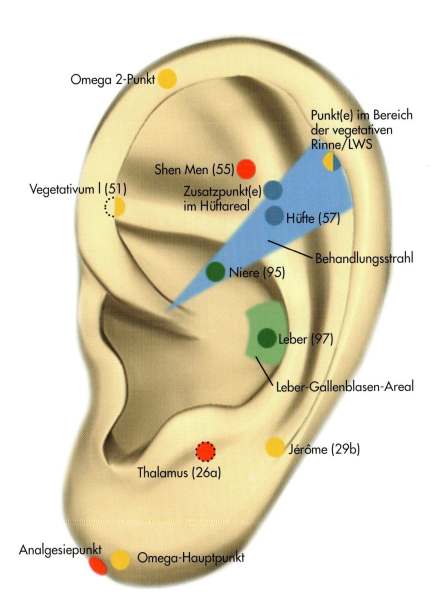

Gonalgie/Gonarthrose

Organ- oder Korrespondenzpunkte
- Kniegelenk, chin. (49a) - I./W.: Schmerzen und Erkrankungen des Kniegelenks, besonders des Knochens und des Knorpels.
- Kniegelenk, franz. (49b) - I./W.: Schmerzen und Erkrankungen des Kniegelenks, besonders der Muskeln und Bänder.
- Zusatzpunkt(e) in der Fossa triangularis.

Analgetisch bzw. antiphlogistisch wirkende Punkte
- Shen Men (55) - I./W.: "Tor der Götter"; analgetisch, antiphlogistisch, beruhigend.
- ACTH (13) - I./W.: Antiphlogistisch, analgetisch, antiallergisch.
- Thalamus (26a) - L.: An der Basis und in der Mitte der Antitragusinnenseite, gegenüber dem Punkt Sonne (35). I./W.: Allgemeiner Analgesiepunkt, besonders bei akuten und starken Schmerzen.
- Analgesiepunkt - I./W.: Analgetisch, bei starken Schmerzen.

Vegetativ ausgleichende Punkte
- Jérôme (29b) - I./W.: Muskulärer und psychischer Entspannungspunkt, vegetativ ausgleichend.

Modalitätsspezifische oder ergänzende Punkte
- Niere (95) - I./W.: Schwäche, Schmerzen und Erkrankungen der Niere und der Nebenniere (auch im Sinne der TCM), z.B. Lumbalgien, Fertilitätsstörungen, Menstruationsbeschwerden, Erkrankungen des Ohres.

Gonalgie/Gonarthrose

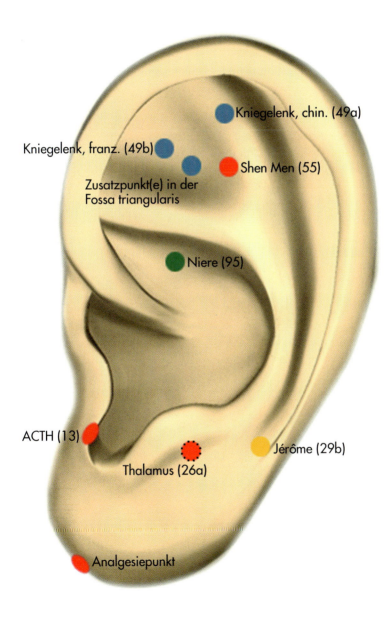

Achillodynie

Organ- oder Korrespondenzpunkte
- Sprunggelenk - I./W.: Schmerzen und Erkrankungen verschiedener Genese des Sprunggelenks.
- Unterschenkel-Areal - I./W.: Schmerzen und Erkrankungen im Bereich des Unterschenkels.
- Kniegelenk, franz. (49b) - I./W.: Schmerzen und Erkrankungen des Kniegelenks, besonders der Muskeln und Bänder.

Analgetisch bzw. antiphlogistisch wirkende Punkte
- Analgesiepunkt - I./W.: Analgetisch, bei starken Schmerzen.
- Shen Men (55) - I./W.: "Tor der Götter"; analgetisch, antiphlogistisch, beruhigend.
- Thalamus (26a) - L. An der Basis und in der Mitte der Antitragusinnenseite, gegenüber dem Punkt Sonne (35). I./W.: Allgemeiner Analgesiepunkt, besonders bei akuten und starken Schmerzen.

Modalitätsspezifische oder ergänzende Punkte
- Blase (92) - I./W.: Schmerzen und Erkrankungen der Blase, der Prostata und der ableitenden Harnwege.

Achillodynie

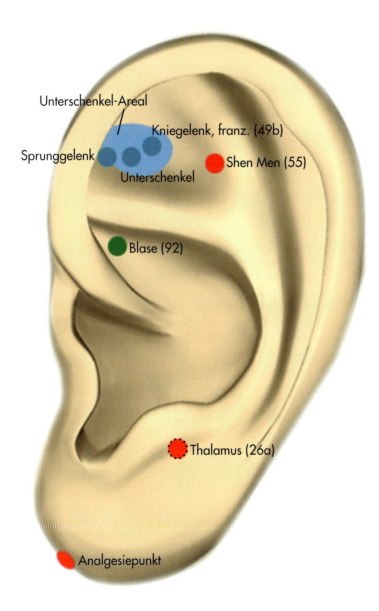

Funktionelle Erkrankungen

Chronische Sinusitis

Organ- oder Korrespondenzpunkte
- Innere Nase (16) - L.: Im unteren Drittel der Tragusinnenseite. I./W.: Sinusitiden, allergische Rhinitiden, Epistaxis.
- Stirn (33) - I./W.: Frontaler Kopfschmerz, Sinusitiden, Neuralgien, Commotio, ggf. Schwindelzustände und Schlafstörungen.

Analgetisch bzw. antiphlogistisch wirkende Punkte
- ACTH (13) - I./W.: Antiphlogistisch, analgetisch, antiallergisch.
- Shen Men (55) - I./W.: "Tor der Götter"; analgetisch, antiphlogistisch, beruhigend.
- Polster (29) - I./W.: Okzipitaler Kopfschmerz, Schwindel, Hypotonie; analgetisch, allgemein beruhigend, ausgleichend.

Vegetativ ausgleichende Punkte
- Vegetativum II (34) - L.: Auf der Antitragusinnenseite, zwischen Thalamus (26a) und dem Ovar-Punkt (23). I./W.: Bei vegetativ und psychovegetativ bedingten Erkrankungen; antiphlogistisch, analgetisch, beruhigend, ausgleichend.
- Anti-Aggression (PT 1) - I./W.: Psychotroper Punkt 1 (n. Rubach), aggressives Verhalten, zur Suchttherapie, autoaggressive Zustände im Rahmen chronischer Erkrankungen.
- Frustrationspunkt - I./W.: Raucherentwöhnung, Gewichtsreduktion, Frustration, psychische Belastung bei chronischen Erkrankungen.

Modalitätsspezifische oder ergänzende Punkte
- Lunge (101) - I./W.: Lungenerkrankungen (auch im Sinne der TCM), Nikotinsucht, Hauterkrankungen.

Chronische Sinusitis

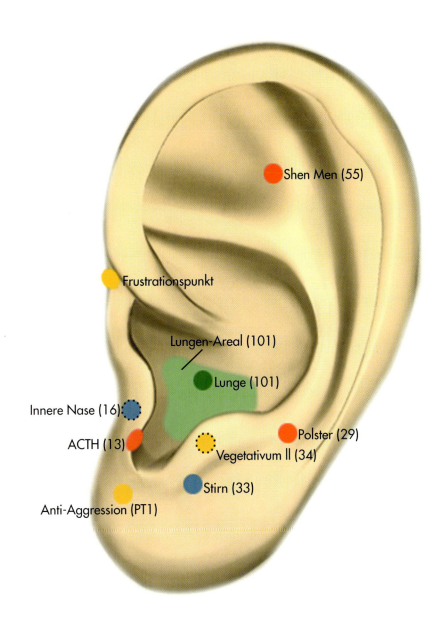

Asthma bronchiale

Organ- oder Korrespondenzpunkte
- Plexus bronchopulmonalis - I./W.: Erkrankungen der Atmungsorgane, besonders spastischer Genese.
- Lunge (101) - I./W.: Lungenerkrankungen (auch im Sinne der TCM), Nikotinsucht, Hauterkrankungen.

Analgetisch bzw. antiphlogistisch wirkende Punkte
- Shen Men (55) - I./W.: "Tor der Götter"; analgetisch, antiphlogistisch, beruhigend.
- Polster (29) - I./W.: Okzipitaler Kopfschmerz, Schwindel, Hypotonie; analgetisch, allgemein beruhigend, ausgleichend.

Vegetativ ausgleichende Punkte
- Vegetativum I (51) - L.: Auf dem Crus inferius anthelicis, bis unter die Helixkrempe ragend. I./W.: Bei vegetativ bedingten Erkrankungen; spasmolytisch, entspannend, ausgleichend.
- Vegetativum II (34) - L.: Auf der Antitragusinnenseite, zwischen Thalamus (26a) und dem Ovar-Punkt (23). I./W.: Bei vegetativ und psychovegetativ bedingten Erkrankungen; antiphlogistisch, analgetisch, beruhigend, ausgleichend.
- Herz (100) - I./W.: "Vegetativer Herzpunkt", psychische Befindlichkeitsstörungen, Neurasthenie, Schlafstörungen, Prüfungsangst, vegetative Herzrhythmusstörungen, Hypotonie, Hypertonie.
- Omega-Hauptpunkt - I./W.: Psychotroper Punkt, psychisch-geistiger Ausgleich bei chronischen Erkrankungen (n. Rubach).
- Frustrationspunkt - I./W.: Raucherentwöhnung, Gewichtsreduktion, Frustration, psychische Belastung bei chronischen Erkrankungen.
- Anti-Aggression (PT 1) - I./W.: Psychotroper Punkt 1 (n. Rubach), aggressives Verhalten, zur Suchttherapie, autoaggressive Zustände im Rahmen chronischer Erkrankungen.
- Angst-Sorge (PT 2) - I./W.: Psychotroper Punkt 2 (n. Rubach), reale oder irreale Angstzustände, Sorge.
- Anti-Depression (PT 3) - I./W.: Psychotroper Punkt 3 (n. Rubach), depressive Begleiterkrankungen.

Modalitätsspezifische oder ergänzende Punkte
- Niere (95) - I./W.: Schwächen, Schmerzen und Erkrankungen der Niere und der Nebenniere (auch im Sinne der TCM), z.B. Lumbalgien, Fertilitätsstörungen, Menstruationsstörungen, Erkrankungen des Ohres.
- Asthma-Punkt (31) - I./W.: Asthma, Hustenreiz, Dyspnoe.

Asthma bronchiale

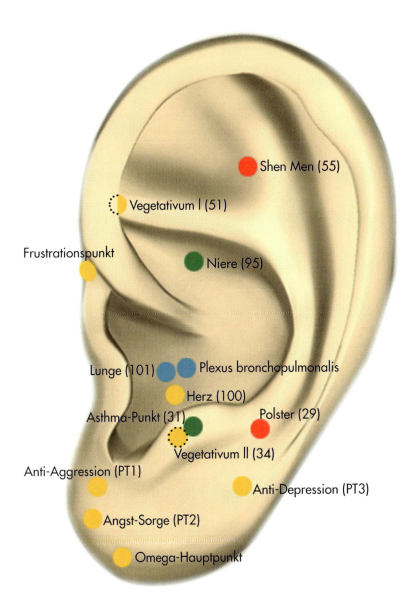

Chronische Bronchitis

Organ- oder Korrespondenzpunkte
- Plexus bronchopulmonalis - I./W.: Erkrankungen der Atmungsorgane, besonders spastischer Genese.
- Lunge (101) - I./W.: Lungenerkrankungen (auch im Sinne der TCM), Nikotinsucht, Hauterkrankungen.
- Nullpunkt (82) - I./W.: Singultus, "Zwerchfellpunkt", Ausgangspunkt der Behandlungslinien (n. Nogier), Abgleichpunkt für die Hautwiderstandmessung, spasmolytisch.
- Punkt(e) im Bereich der vegetativen Rinne/BWS - L.: Unter der Helixkrempe, segmental den Wirbelkörpern zuordnabar. I./W.: Vegetative Reaktionen des Organismus bei akuten und chronischen Erkrankungen (Behandlungsstrahl).
- Punkt(e) im Bereich der paravertebralen Muskeln und Bänder/BWS - I./W.: Akute und chronische Beschwerden im Bereich der paravertebralen Muskulatur und der dazugehörigen Sehnen, Bänder, Gefäße und Nerven (Behandlungsstrahl).

Analgetisch bzw. antiphlogistisch wirkende Punkte
- ACTH (13) - I./W.: Antiphlogistisch, analgetisch, antiallergisch.
- Shen Men (55) - I./W.: "Tor der Götter"; analgetisch, antiphlogistisch, beruhigend.

Vegetativ ausgleichende Punkte
- Punkt(e) im Bereich der vegetativen Rinne/BWS. s. o.
- Vegetativum II (34) - L.: Auf der Antitragusinnenseite, zwischen Thalamus (26a) und dem Ovar-Punkt (23). I./W.: Bei vegetativ und psychovegetativ bedingten Erkrankungen; antiphlogistisch, analgetisch, beruhigend, ausgleichend.
- Frustrationspunkt - I./W.: Raucherentwöhnung, Gewichtsreduktion, Frustration, psychische Belastung bei chronischen Erkrankungen.
- Anti-Depression (PT 3) - I./W.: Psychotroper Punkt 3 (n. Rubach), depressive Begleiterkrankungen.
- Kummer-Freude (PT 4) - I./W.: Psychotroper Punkt 4 (n. Rubach), Kummer, verminderte Lebensfreude, Antriebslosigkeit.
- Herz (100) - I./W.: "Vegetativer Herzpunkt", psychische Befindlichkeitsstörungen, Neurasthenie, Schlafstörungen, Prüfungsangst, vegetative Herzrhythmusstörungen, Hypotonie, Hypertonie.
- Anti-Aggression (PT 1) - I./W.: Psychotroper Punkt 1 (n. Rubach), aggressives Verhalten, zur Suchttherapie, autoaggressive Zustände im Rahmen chronischer Erkrankungen.
- Angst-Sorge (PT 2) - I./W.: Psychotroper Punkt 2 (n. Rubach), reale oder irreale Angstzustände, Sorge.

Modalitätsspezifische oder ergänzende Punkte
- Niere (95) - I./W.: Schwächen, Schmerzen und Erkrankungen der Niere und der Nebenniere (auch im Sinne der TCM), z.B. Lumbalgien, Fertilitätsstörungen, Menstruationsstörungen, Erkrankungen des Ohres.
- Allergiepunkt (78) - I./W.: Allergien, Urtikaria.
- Tragusgipfel (12) - I./W.: Antiphlogistisch, analgetisch, fiebersenkend.
- Asthma-Punkt (31) - I./W.: Asthma, Hustenreiz, Dyspnoe.

Chronische Bronchitis

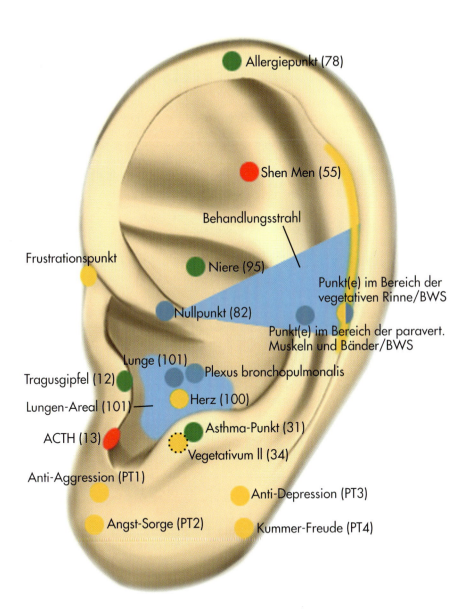

Gastritis

Organ- oder Korrespondenzpunkte
- Magen (87) - I./W.: Akute und chronische Gastritiden, Neurasthenie, Eßstörungen, Übelkeit.
- Magen-Kardia (86) - I./W.: Reizmagen, funktionelle Oberbauchbeschwerden, nervöses Erbrechen, Völlegefühl.
- Plexus solaris - I./W.: Gastritiden, Oberbauchbeschwerden, Prüfungsangst.
- Dünndarm-Areal - I./W.: Erkrankungen im Dünndarm- und Oberbauchbereich.
- Nullpunkt (82) - I./W.: Singultus, "Zwerchfellpunkt", Ausgangspunkt der Behandlungslinien (n. Nogier), Abgleichpunkt für die Hautwiderstandsmessung, spasmolytisch.
- Retro-Nullpunkt - L.: Auf der Ohrrückseite im Sulcus posterior centralis. I./W.: Funktionelle Oberbauchbeschwerden; spasmolytisch.

Analgetisch bzw. antiphlogistisch wirkende Punkte
- Shen Men (55) - I./W.: "Tor der Götter"; analgetisch, antiphlogistisch, beruhigend.
- Polster (29) - I./W.: Okzipitaler Kopfschmerz, Schwindel, Hypotonie; analgetisch, allgemein beruhigend, ausgleichend.

Vegetativ ausgleichende Punkte
- Vegetativum I (51) - L.: Auf dem Crus inferius anthelicis, bis unter die Helixkrempe ragend. I./W.: Bei vegetativ bedingten Erkrankungen; spasmolytisch, entspannend, ausgleichend.
- Vegetativum II (34) - L.: Auf der Antitragusinnenseite, zwischen Thalamus (26a) und dem Ovar-Punkt (23). I./W.: Bei vegetativ und psychovegetativ bedingten Erkrankungen; antiphlogistisch, analgetisch, beruhigend, ausgleichend.
- Vegetative Rinne/HWS-BWS - L.: Unter der Helixkrempe, segmental den Wirbelkörpern zuordenbar. I./W.: Vegetative Reaktionen des Organismus bei akuten und chronischen Erkrankungen (Behandlungsstrahl).
- Omega 1-Punkt - I./W.: Psychotroper Punkt, bei psychovegetativen Störungen des Intestinums, Stoffwechsel- u. Verhaltensstörungen (n. Rubach).
- Omega 2-Punkt - I./W.: Psychotroper Punkt, ausgleichend bei gestörter Mensch-Umwelt-Beziehung (n. Rubach).
- Jérôme (29b) - I./W.: Muskulärer und psychischer Entspannungspunkt, vegetativ ausgleichend.
- Angst-Sorge (PT 2) - I./W.: Psychotroper Punkt 2 (n. Rubach), reale oder irreale Angstzustände, Sorge.
- Anti-Aggression (PT 1) - I./W.: Psychotroper Punkt 1 (n. Rubach), aggressives Verhalten, zur Suchttherapie, autoaggressive Zustände im Rahmen chronischer Erkrankungen.
- Anti-Depression (PT 3) - I./W.: Psychotroper Punkt 3 (n. Rubach), depressive Begleiterkrankungen.

Modalitätsspezifische oder ergänzende Punkte
- Niere (95) - I./W.: Schwächen, Schmerzen und Erkrankungen der Niere und der Nebenniere (auch im Sinne der TCM), z.B. Lumbalgien, Fertilitätsstörungen, Menstruationsstörungen, Erkrankungen des Ohres.
- Leber (97) - I./W.: Hepatopathien, Meteorismus, Dyspepsien, hämatologische Erkrankungen, Suchterkrankungen, ggf. Augenerkrankungen; unterstützend bei allen plötzlichen, wechselnden und kolikartigen Erkrankungen im Sinne der TCM (z.B. Allergien, Koliken, akute Neuralgien u.a.).
- Leber-Gallenblasen-Areal - I./W.: Erkrankungen der Leber und der Gallenblase (auch im Sinne der TCM).
- Milz-Areal - I./W.: Erkrankungen der Milz im Sinne der TCM, z.B. Verdauungsstörungen, hämatologische Erkrankungen, Dysmennorrhoe, Dyspepsie.
- Sympathische Ganglienkette - L.: Kaudal in der Anthelixwand (etwas oberhalb des Conchabodens), segmental den Wirbelkörpern zuordenbar. I./W.: Neuralgien, Durchblutungsstörungen (Behandlungsstrahl).
- Ganglion cervicale medius - I./W.: Wirkung auf das Ggl. cerv. med., z.B. zur Durchblutungsregelung, bei Durchblutungsstörungen im Gesicht, evtl. Oberbauchbeschwerden.

Gastritis

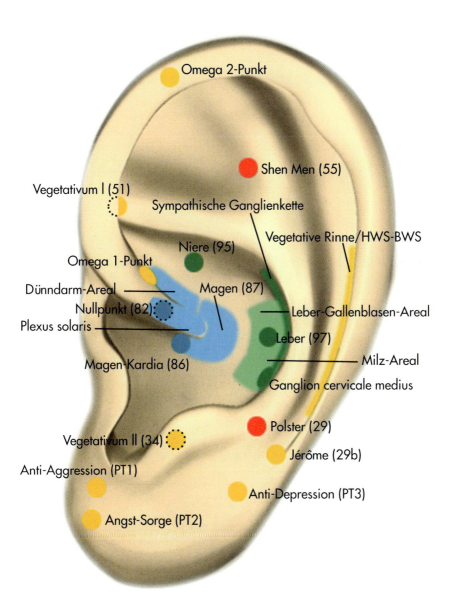

Prämenstruelles Syndrom

Organ- oder Korrespondenzpunkte
- Plexus urogenitalis - I./W.: Koliken und Funktionsstörungen im unteren Verdauungs- und Urogenitaltrakt.
- Uterus (58) - L.: Am oberen Rand der Fossa triangularis unter der Helixkrempe. I./W.: Gynäkologische Erkrankungen, hormonell gesteuerte Erkrankungen.

Analgetisch bzw. antiphlogistisch wirkende Punkte
- Shen Men (55) - I./W.: "Tor der Götter"; analgetisch, antiphlogistisch, beruhigend.
- Thalamus (26a) - L.: An der Basis und in der Mitte der Antitragusinnenseite, gegenüber dem Punkt Sonne (35). I./W.: Allgemeiner Analgesiepunkt, besonders bei akuten und starken Schmerzen.
- Retro-Nullpunkt - L.: Auf der Ohrrückseite im Sulcus posterior centralis. I./W.: Funktionelle Oberbauchbeschwerden; spasmolytisch.

Vegetativ ausgleichende Punkte
- Vegetativum I (51) - L.: Auf dem Crus inferius anthelicis, bis unter die Helixkrempe ragend. I./W.: Bei vegetativ bedingten Erkrankungen; spasmolytisch, entspannend, ausgleichend.
- Frustrationspunkt - I./W.: Raucherentwöhnung, Gewichtsreduktion, Frustration, psychische Belastung bei chronischen Erkrankungen.
- Anti-Aggression (PT 1) - I./W.: Psychotroper Punkt 1 (n. Rubach), aggressives Verhalten, zur Suchttherapie, autoaggressive Zustände im Rahmen chronischer Erkrankungen.
- Vegetativum II (34) - L.: Auf der Antitragusinnenseite, zwischen Thalamus (26a) und dem Ovar-Punkt (23). I./W.: Bei vegetativ und psychovegetativ bedingten Erkrankungen; antiphlogistisch, analgetisch, beruhigend, ausgleichend.

Modalitätsspezifische oder ergänzende Punkte
- Uterus (58) - L.: s. o.
- Ovar (Gonadotropin-Punkt) (23) - I./W.: Gynäkologische Erkrankungen, hormonell gesteuerte Erkrankungen, Infertilität, Impotenz, Frigidität.
- TSH-Punkt - I./W.: Endokrine Störungen, schilddrüsenspezifische Erkrankungen, gynäkologische Erkrankungen.
- Niere (95) - I./W.: Schwächen, Schmerzen und Erkrankungen der Niere und der Nebenniere (auch im Sinne der TCM), z.B. Lumbalgien, Fertilitätsstörungen, Menstruationsstörungen, Erkrankungen des Ohres.
- Leber (97) - I./W.: Hepatopathien, Meteorismus, Dyspepsien, hämatologische Erkrankungen, Suchterkrankungen, ggf. Augenerkrankungen; unterstützend bei allen plötzlichen, wechselnden und kolikartigen Erkrankungen im Sinne der TCM (z.B. Allergien, Koliken, akute Neuralgien u.a.).
- Milz (98) - I./W.: Erkrankungen der Milz im Sinne der TCM, z.B. Verdauungsstörungen, hämatologische Erkrankungen, Dysmenorrhoe, Dyspepsie.

Prämenstruelles Syndrom

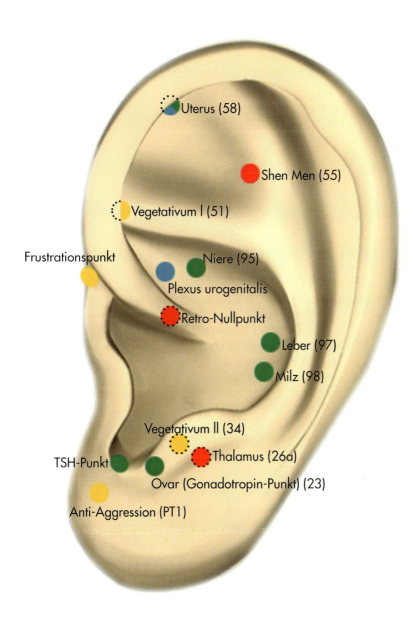

Vegetatives Urogenitalsyndrom

Organ- oder Korrespondenzpunkte
- Plexus urogenitalis - I./W.: Koliken und Funktionsstörungen im unteren Verdauungs- und Urogenitaltrakt.
- Prostata (93) - I./W.: Prostatitis, Vegetatives Urogenitalsyndrom, Fertilitätsstörungen.
- Blasen-Nieren-Areal - I./W.: Schmerzen und Erkrankungen im Urogenitalbereich.
- Urethra - L.: Am nasalen Ende des Urogenitaltraktes in der kranialen Hälfte der Concha superior am Boden der Concha. I./W.: Urethritis, Vegetatives Urogenitalsyndrom.
- Uterus (58) - L.: Am oberen Rand der Fossa triangularis unter der Helixkrempe. I./W.: Gynäkologische Erkrankungen, hormonell gesteuerte Erkrankungen.

Analgetisch bzw. antiphlogistisch wirkende Punkte
- Shen Men (55) - I./W.: "Tor der Götter"; analgetisch, antiphlogistisch, beruhigend.

Vegetativ ausgleichende Punkte
- Vegetativum I (51) - L.: Auf dem Crus inferius anthelicis, bis unter die Helixkrempe ragend. I./W.: Bei vegetativ bedingten Erkrankungen; spasmolytisch, entspannend, ausgleichend.
- Herz (100) - I./W.: "Vegetativer Herzpunkt", psychische Befindlichkeitsstörungen, Neurasthenie, Schlafstörungen, Prüfungsangst, vegetative Herzrhythmusstörungen, Hypotonie, Hypertonie.

Modalitätsspezifische Punkte
- Uterus (58) - L.: s. o.
- Ovar (Gonadotropin-Punkt) (23) - I./W.: Gynäkologische Erkrankungen, hormonell gesteuerte Erkrankungen, Infertilität, Impotenz, Frigidität.
- Niere (95) - I./W.: Schwächen, Schmerzen und Erkrankungen der Niere und der Nebenniere (auch im Sinne der TCM), z.B. Lumbalgien, Fertilitätsstörungen, Menstruationsstörungen, Erkrankungen des Ohres.

Vegetatives Urogenitalsyndrom

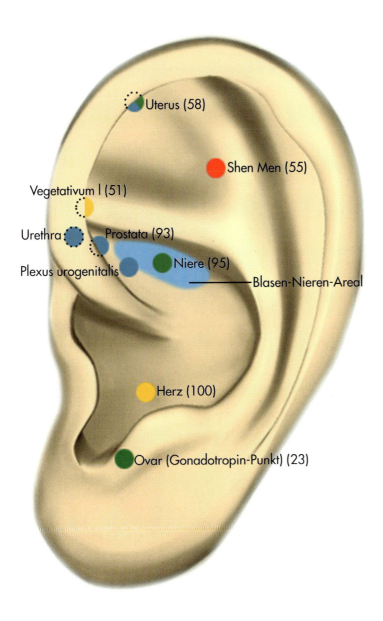

Allergische Erkrankungen

Allergische Konjunktivitis

Organ- oder Korrespondenzpunkte
- Auge (8) - I./W.: Augenerkrankungen, Migräne, Zephalgie.

Analgetisch bzw antiphlogistisch wirkende Punkte
- ACTH (13) - I./W.: Antiphlogistisch, analgetisch, antiallergisch.
- Shen Men (55) - I./W.: "Tor der Götter"; analgetisch, antiphlogistisch, beruhigend.

Modalitätsspezifische oder ergänzende Punkte
- Allergiepunkt (78) - I./W.: Allergien, Urtikaria.
- Leber (97) - I./W.: Hepatopathien, Meteorismus, Dyspepsien, hämatologische Erkrankungen, Suchterkrankungen, ggf. Augenerkrankungen; unterstützend bei allen plötzlichen, wechselnden und kolikartigen Erkrankungen im Sinne der TCM (z.B. Allergien, Koliken, akute Neuralgien u.a.).
- Thymus - L.: Zone der Steuerungspunkte der endokrinen Drüsen (unterhalb der Bandscheibenregion in der Wand der Anthelix) in Höhe BWK 1 - 3. I./W.: Immunstimulierend, antiallergisch.
- Interferonpunkt - I./W.: Immunstimulierend, antiallergisch (bei chronischen Erkrankungen).

Allergische Konjunktivitis

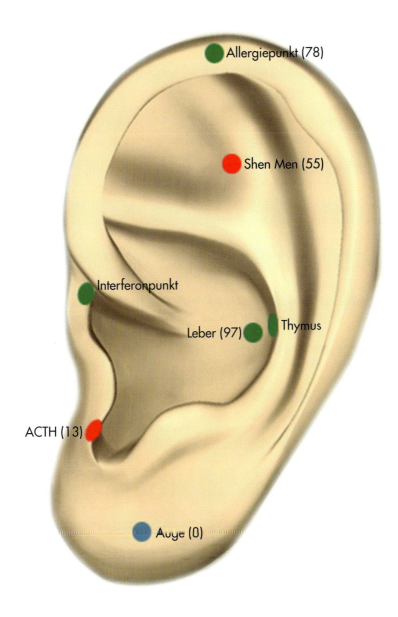

Rhinitis allergica

Organ- oder Korrespondenzpunkte
- Innere Nase (16) - L.: Im unteren Drittel der Tragusinnenseite. I./W.: Sinusitiden, allergische Rhinitiden, Epistaxis.
- Äußere Nase (14) - I./W.: Erkrankungen der äußeren Nase.

Analgetisch bzw. antiphlogistisch wirkende Punkte
- ACTH (13) - I./W.: Antiphlogistisch, analgetisch, antiallergisch.
- Shen Men (55) - I./W.: "Tor der Götter"; analgetisch, antiphlogistisch, beruhigend.
- Polster (29) - I./W.: Okzipitaler Kopfschmerz, Schwindel, Hypotonie; analgetisch, allgemein beruhigend, ausgleichend.

Vegetativ-ausgleichende Punkte
- Anti-Aggression (PT 1) - I./W.: Psychotroper Punkt 1 (n. Rubach), aggressives Verhalten, zur Suchttherapie, autoaggressive Zustände im Rahmen chronischer Erkrankungen.

Modalitätsspezifische oder ergänzende Punkte
- Allergiepunkt (78) - I./W.: Allergien, Urtikaria.
- Thymus - L.: Zone der Steuerungspunkte der endokrinen Drüsen (unterhalb der Bandscheibenregion in der Wand der Anthelix) in Höhe BWK 1 - 3. I./W.: Immunstimulierend, antiallergisch.
- Interferonpunkt - I./W.: Immunstimulierend, antiallergisch (bei chronischen Erkrankungen).
- Lunge (101) - I./W.: Lungenerkrankungen (auch im Sinne der TCM), Nikotinsucht, Hauterkrankungen.
- Niere (95) I./W.: Schwächen, Schmerzen und Erkrankungen der Niere und der Nebenniere (auch im Sinne der TCM), z.B. Lumbalgien, Fertilitätsstörungen, Menstruationsstörungen, Erkrankungen des Ohres.
- Auge (8) - I./W.: Augenerkrankungen, Migräne, Zephalgie.

Rhinitis allergica

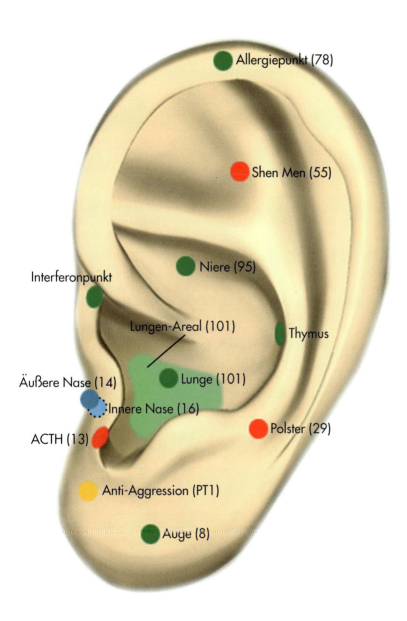

Allergisches Asthma bronchiale

Organ- oder Korrespondenzpunkt
- Plexus bronchopulmonalis - I./W.: Erkrankungen der Atmungsorgane, besonders spastischer Genese.
- Lunge (101) - I./W.: Lungenerkrankungen (auch im Sinne der TCM), Nikotinsucht, Hauterkrankungen.

Analgetisch bzw. antiphlogistisch wirkende Punkte
- ACTH (13) - I./W.: Antiphlogistisch, analgetisch, antiallergisch.
- Shen Men (55) - I./W.: "Tor der Götter"; analgetisch, antiphlogistisch, beruhigend.
- Polster (29) - I./W.: Okzipitaler Kopfschmerz, Schwindel, Hypotonie; analgetisch, allgemein beruhigend, ausgleichend.

Vegetativ ausgleichende Punkte
- Vegetativum I (51) - L.: Auf dem Crus inferius anthelicis, bis unter die Helixkrempe ragend. I./W.: Bei vegetativ bedingten Erkrankungen; spasmolytisch, entspannend, ausgleichend.
- Vegetativum II (34) - L.: Auf der Antitragusinnenseite, zwischen Thalamus (26a) und dem Ovar-Punkt (23). I./W.: Bei vegetativ und psychovegetativ bedingten Erkrankungen; antiphlogistisch, analgetisch, beruhigend, ausgleichend.
- Omega-Hauptpunkt - I./W.: Psychotroper Punkt, psychisch-geistiger Ausgleich bei chronischen Erkrankungen (n. Rubach).
- Omega 1-Punkt - I./W.: Psychotroper Punkt, bei psychovegetativen Störungen des Intestinums, Stoffwechsel- u. Verhaltensstörungen (n. Rubach).
- Omega 2 Punkt - I./W.: Psychotroper Punkt, ausgleichend bei gestörter Mensch-Umwelt-Beziehung (n. Rubach).
- Anti-Aggression (PT 1) - I./W.: Psychotroper Punkt 1 (n. Rubach), aggressives Verhalten, zur Suchttherapie, autoaggressive Zustände im Rahmen chronischer Erkrankungen.
- Angst-Sorge (PT 2) - I./W.: Psychotroper Punkt 2 (n. Rubach), reale oder irreale Angstzustände, Sorge.

Modalitätsspezifische oder ergänzende Punkte
- Allergiepunkt (78) - I./W.: Allergien, Urtikaria.
- Thymus - L.: Zone der Steuerungspunkte der endokrinen Drüsen (unterhalb der Bandscheibenregion in der Wand der Anthelix) in Höhe BWK 1 - 3. I./W.: Immunstimulierend, antiallergisch.
- Interferonpunkt - I./W.: Immunstimulierend, antiallergisch (bei chronischen Erkrankungen).
- Niere (95) - I./W.: Schwächen, Schmerzen und Erkrankungen der Niere und der Nebenniere (auch im Sinne der TCM), z.B. Lumbalgien, Fertilitätsstörungen, Menstruationsstörungen, Erkrankungen des Ohres.
- Ganglion stellatum - L.: Zone des sympathischen Grenzstrangs (paravertebrale sympathische Ganglienkette) in der Wand der Anthelix, etwas oberhalb des Conchabodens, in Höhe HWK 6 - BWK 2. I./W.: Wirkung auf das Ggl. stellatum, z.B. bei Neuralgien und Durchblutungsstörungen im okzipitalen, zervikalen, thorakalen und brachialen sympathischen Versorgungsgebiet, Zephalgie, Migräne.
- Asthma-Punkt (31) - I./W.: Asthma, Hustenreiz, Dyspnoe.

Allergisches Asthma bronchiale

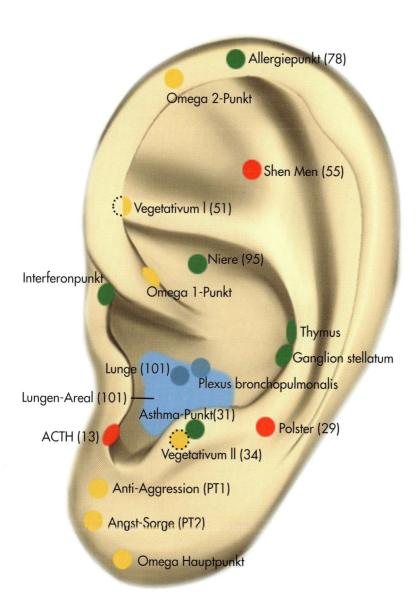

Neurologische Erkrankungen
Migräne
Organ- oder Korrespondenzpunkte
- Stirn (33) - I./W.: Frontaler Kopfschmerz, Sinusitiden, Neuralgien, Commotio, ggf. Schwindelzustände und Schläfstörungen.
- Sonne (35) - I./W.: Parietaler Kopfschmerz, Migräne, ggf. Schwindelzustände und Schlafstörungen.
- Polster (29) - I./W.: Okzipitaler Kopfschmerz, Schwindel, Hypotonie; analgetisch, allgemein beruhigend, ausgleichend.
- Jérôme (29b) - I./W.: Muskulärer und psychischer Entspannungspunkt, vegetativ ausgleichend.

Analgetisch bzw. antiphlogistisch wirkende Punkte
- Polster (29) - I./W.: s. o.
- Shen Men (55) - I./W.: "Tor der Götter"; analgetisch, antiphlogistisch, beruhigend.
- Analgesiepunkt - I./W.: Analgetisch, bei starken Schmerzen.

Vegetativ ausgleichende Punkte
- Jérôme (29b) - I./W.: s. o.
- Vegetativum II (34) - L.: Auf der Antitragusinnenseite, zwischen Thalamus (26a) und dem Ovar-Punkt (23). I./W.: Bei vegetativ und psychovegetativ bedingten Erkrankungen; antiphlogistisch, analgetisch, beruhigend, ausgleichend.
- Punkt(e) im Bereich der vegetativen Rinne/HWS - I./W.: Vegetative Reaktionen des Organismus bei akuten und chronische Erkrankungen (Behandlungsstrahl).
- Herz (100) - I./W.: "Vegetativer Herzpunkt", psychische Befindlichkeitstörungen, Neurasthenie, Schlafstörungen, Prüfungsangst, vegetative Herzrhythmusstörungen, Hypotonie, Hypertonie.
- Neurasthenie-Punkt - I./W.: Neurasthenie, Abgeschlagenheit, "Burning-out-Syndrom".
- Frustrationspunkt - I./W.: Raucherentwöhnung, Gewichtsreduktion, Frustration, psychische Belastung bei chronischen Erkrankungen.
- Anti-Aggression (PT 1) - I./W.: Psychotroper Punkt 1 (n. Rubach), aggressives Verhalten, zur Suchttherapie, autoaggressive Zustände im Rahmen chronischer Erkrankungen.
- Angst-Sorge (PT 2) - I./W.: Psychotroper Punkt 2 (n. Rubach), reale oder irreale Angstzustände, Sorge.
- Anti-Depression (PT 3) - I./W.: Psychotroper Punkt 3 (n. Rubach), depressive Begleiterkrankungen.
- Kummer-Freude (PT 4) - I./W.: Psychotroper Punkt 4 (n. Rubach), Kummer, verminderte Lebensfreude, Antriebslosigkeit.

Modalitätsspezifische oder ergänzende Punkte
- Wetterpunkt - I./W.:Wetterfühligkeit, Beschwerdeverschlechterung bei Wetterwechsel und saisonal abhängigen Beschwerden, z.B. Migräne, Narbenschmerzen, Neuralgien, Zephalgie.
- Uterus (58) - L.: Am oberen Rand der Fossa triangularis unter der Helixkrempe. I./W.: Gynäkologische Erkrankungen, hormonell gesteuerte Erkrankungen.
- Ovar (Gonadotropin-Punkt) (23) - I./W.: Gynäkologische Erkrankungen, hormonell gesteuerte Erkrankungen, Infertilität, Impotenz, Frigidität.
- TSH-Punkt - I./W.: Endokrine Störungen, schilddrüsenspezifische Erkrankungen, gynäkologische Erkrankungen.
- Plexus solaris - I./W.: Gastritiden, Oberbauchbeschwerden, Prüfungsangst.
- Ganglion stellatum - L.: Zone des sympathischen Grenzstrangs (paravertebrale sympathische Ganglienkette) in der Wand der Anthelix, etwas oberhalb des Conchabodens, in Höhe HWK 6 - BWK 2. I./W.: Wirkung auf das Ggl. stellatum, z.B. bei Neuralgien und Durchblutungsstörungen im okzipitalen, zervikalen, thorakalen und brachialen sympathischen Versorgungsgebiet, Zephalgie, Migräne.
- Ganglion cervicale medius - L.: Zone des sympathischen Grenzstrangs (paravertebrale sympathische Ganglienkette) in der Wand der Anthelix, etwas oberhalb des Conchabodens, in Höhe HWK 5/6. I./W.: Wirkung auf das Ggl. cerv. med., z.B. zur Blutdruckregulation, bei Durchblutungsstörungen im Gesicht, evtl. Oberbauchbeschwerden.

Migräne

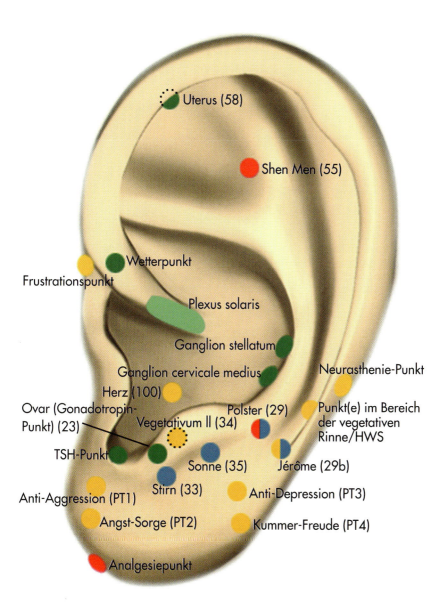

Zephalgie

Organ- oder Korrespondenzpunkte
- Stirn (33) - I./W.: Frontaler Kopfschmerz, Sinusitiden, Neuralgien, Commotio, ggf. Schwindelzustände und Schläfstörungen.
- Sonne (35) - I./W.: Parietaler Kopfschmerz, Migräne, ggf. Schwindelzustände und Schlafstörungen.
- Polster (29) - I./W.: Okzipitaler Kopfschmerz, Schwindel, Hypotonie; analgetisch, allgemein beruhigend, ausgleichend.

Analgetisch bzw. antiphlogistisch wirkende Punkte
- Polster (29) - I./W.: s. o.
- Shen Men (55) - I./W.: "Tor der Götter"; analgetisch, antiphlogistisch, beruhigend.
- Analgesiepunkt - I./W.: Analgetisch, bei starken Schmerzen.

Vegetativ ausgleichende Punkte
- Vegetativum I (51) - L.: Auf dem Crus inferius anthelicis, bis unter die Helixkrempe ragend. I./W.: Bei vegetativ bedingten Erkrankungen; spasmolytisch, entspannend, ausgleichend.
- Vegetativum II (34) - L.: Auf der Antitragusinnenseite, zwischen Thalamus (26a) und dem Ovar-Punkt (23). I./W.: Bei vegetativ und psychovegetativ bedingten Erkrankungen; antiphlogistisch, analgetisch, beruhigend, ausgleichend.
- Omega-Hauptpunkt - I./W.: Psychotroper Punkt, psychisch-geistiger Ausgleich bei chronischen Erkrankungen (n. Rubach).
- Omega 1-Punkt - I./W.: Psychotroper Punkt, bei psychovegetativen Störungen des Intestinums, Stoffwechsel- u. Verhaltensstörungen (n. Rubach).
- Anti-Aggression (PT 1) I./W.: Psychotroper Punkt 1 (n. Rubach), aggressives Verhalten, zur Suchttherapie, autoaggressive Zustände im Rahmen chronischer Erkrankungen.
- Angst-Sorge (PT 2) - I./W.: Psychotroper Punkt 2 (n. Rubach), reale oder irreale Angstzustände, Sorge.
- Anti-Depression (PT 3) - I./W.: Psychotroper Punkt 3 (n. Rubach), depressive Begleiterkrankungen.
- Kummer-Freude (PT 4) - I./W.: Psychotroper Punkt 4 (n. Rubach), Kummer, verminderte Lebensfreude, Antriebslosigkeit.

Modalitätsspezifische oder ergänzende Punkte
- Blasen-Nieren-Areal - I./W.: Schmerzen und Erkrankungen im Urogenitalbereich (siehe auch Niere (95)).
- Leber (97) - I./W.: Hepatopathien, Meteorismus, Dyspepsien, hämatologische Erkrankungen, Suchterkrankungen, ggf. Augenerkrankungen; unterstützend bei allen plötzlichen, wechselnden und kolikartigen Erkrankungen im Sinne der TCM (z.B. Allergien, Koliken, akute Neuralgien u.a.).
- Magen (87) - I./W.: Akute und chronische Gastritiden, Neurasthenie, Eßstörungen, Übelkeit.
- Milz (98) - I./W.: Erkrankungen der Milz im Sinne der TCM, z.B. Verdauungsstörungen, hämatologische Erkrankungen, Dysmenorrhoe, Dyspepsie.

Zephalgie

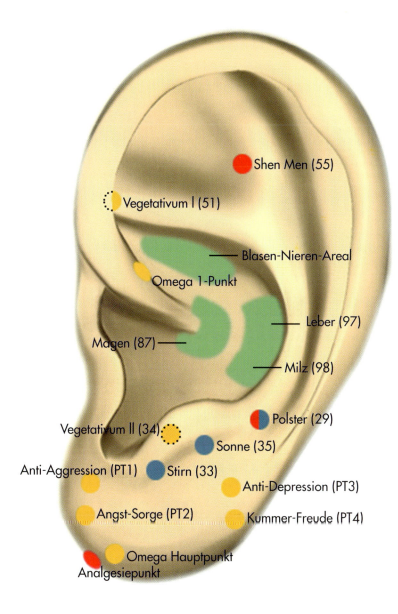

Trigeminusneuralgie

Organ- oder Korrespondenzpunkte
- Stirn (33) - I./W.: Frontaler Kopfschmerz, Sinusitiden, Neuralgien, Commotio, ggf. Schwindelzustände und Schläfstörungen.
- Sonne (35) - I./W.: Parietaler Kopfschmerz, Migräne, ggf. Schwindelzustände und Schlafstörungen.
- Polster (29) - I./W.: Okzipitaler Kopfschmerz, Schwindel, Hypotonie; analgetisch, allgemein beruhigend, ausgleichend.
- Unterkiefer (6) - I./W.: Trigeminusneuralgie, Beschwerden im Unterkieferbereich (Zähne).
- Oberkiefer (5) - I./W.: Trigeminusneuralgie, Beschwerden im Oberkieferbereich (Zähne) und des Kiefergelenks.
- Wange (11) - I./W.: Trigeminusneuralgie, Fazialisparese, myofasziales Syndrom.
- Trigeminus-Zone - I./W.: Trigeminusneuralgie, Gesichtsneuropathien, myofasziales Syndrom.
- Punkt(e) entsprechend der Antitragus Siebtechnik - I./W.: Trigeminusneuralgie.
- Auge (8) - I./W.: Augenerkrankungen, Migräne, Zephalgie.

Analgetisch bzw. antiphlogistisch wirkende Punkte
- Thalamus (26a) - L.: An der Basis und in der Mitte der Antitragusinnenseite, gegenüber dem Punkt Sonne (35). I./W.: Allgemeiner Analgesiepunkt, besonders bei akuten und starken Schmerzen.
- Polster (29) - I./W.: s. o.
- Shen Men (55) - I./W.: "Tor der Götter"; analgetisch, antiphlogistisch, beruhigend.
- Analgesiepunkt - I./W.: Analgetisch, bei starken Schmerzen.
- ACTH (13) - I./W.: Antiphlogistisch, analgetisch, antiallergisch.

Vegetativ ausgleichende Punkte
- Jérôme (29b) - I./W.: Muskulärer und psychischer Entspannungspunkt, vegetativ ausgleichend.
- Vegetativum II (34) - L.: Auf der Antitragusinnenseite, zwischen Thalamus (26a) und dem Ovar-Punkt (23). I./W.: Bei vegetativ und psychovegetativ bedingten Erkrankungen; antiphlogistisch, analgetisch, beruhigend, ausgleichend.
- Herz (100) - I./W.: "Vegetativer Herzpunkt", psychische Befindlichkeitsstörungen, Neurasthenie, Schlafstörungen, Prüfungsangst, vegetative Herzrhythmusstörungen, Hypotonie, Hypertonie.

Modalitätsspezifische oder ergänzende Punkte
- Wetterpunkt - I./W.: Wetterfühligkeit, Beschwerdeverschlechterung bei Wetterwechsel und saisonal abhängigen Beschwerden, z.B. Migräne, Narbenschmerzen, Neuralgien, Zephalgie.
- Leber (97) - I./W.: Hepatopathien, Meteorismus, Dyspepsien, hämatologische Erkrankungen, Suchterkrankungen, ggf. Augenerkrankungen; unterstützend bei allen plötzlichen, wechselnden und kolikartigen Erkrankungen im Sinne der TCM (z.B. Allergien, Koliken, akute Neuralgien u.a.).
- Ganglion cervicale superius - L.: Zone des sympathischen Grenzstrangs (paravertebrale sympathische Ganglienkette) in der Wand der Anthelix, etwas oberhalb des Conchabodens, in Höhe HWK 1/2. I./W.: Wirkung auf das Ggl. cerv. sup., z.B. bei Gesichtsneuralgien, Durchblutungsstörungen.
- Ganglion cervicale medius - L.: Zone des sympathischen Grenzstrangs (paravertebrale sympathische Ganglienkette) in der Wand der Anthelix, etwas oberhalb des Conchabodens, in Höhe HWK 5/6. I./W.: Wirkung auf das Ggl. cerv. med., z.B. zur Blutdruckregulation, bei Durchblutungsstörungen im Gesicht, evtl. Oberbauchbeschwerden.
- Ganglion stellatum - L.: Zone des sympathischen Grenzstrangs (paravertebrale sympathische Ganglienkette) in der Wand der Anthelix, etwas oberhalb des Conchabodens, in Höhe HWK 6 - BWK 2. I./W.: Wirkung auf das Ggl. stellatum, z.B. bei Neuralgien und Durchblutungsstörungen im okzipitalen, zervikalen, thorakalen und brachialen sympathischen Versorgungsgebiet, Zephalgie, Migräne.

Trigeminusneuralgie

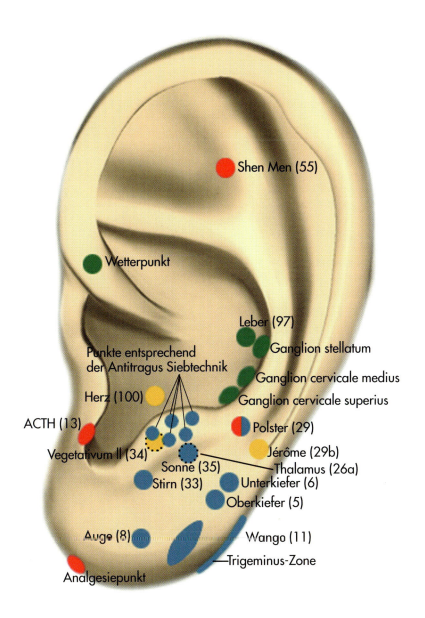

Vertigo

Organ- oder Korrespondenzpunkte
- Nausea (29a) - I./W.: Zephalgien, Schwindelzustände, Zervikalsyndrom, Zerviko-okzipitalneuralgien; antiemetisch.
- Polster (29) - I./W.: Okzipitaler Kopfschmerz, Schwindel, Hypotonie; analgetisch, allgemein beruhigend, ausgleichend.
- Jérôme (29b) - I./W.: Muskulärer und psychischer Entspannungspunkt, vegetativ ausgleichend.
- v. Steinburg'sche Schwindellinie - L.: Auf der Innenseite des Antitragus von Vegetativum II bis zum HWK I. I./W.: Schwindelzustände.
- Sonne (35) - I./W.: Parietaler Kopfschmerz, Migräne, ggf. Schwindelzustände und Schlafstörungen.
- Stirn (33) - I./W.: Frontaler Kopfschmerz, Sinusitiden, Neuralgien, Commotio, ggf. Schwindelzustände und Schlafstörungen.
- Bereich der Wirbelkörper/HWS - I./W.: Schmerzen im Bereich des Bewegungsapparates und der entsprechenden Wirbelkörper (auch zur Behandlung über den Behandlungsstrahl einsetzbar).
- Bereich der paravertebralen Muskeln und Bänder/HWS - I./W.: Akute und chronische Beschwerden im Bereich der paravertebralen Muskulatur und der dazugehörigen Sehnen, Bänder, Gefäße und Nerven (Behandlungsstrahl).
- Innenohr (9) - I./W.: M. Menière, Schwindel, Schwerhörigkeit, Tinnitus.

Analgetisch bzw. antiphlogistisch wirkende Punkte
- Polster (29)   I./W.: s. o.

Vegetativ ausgleichende Punkte
- Jérôme (29b) - I./W.: s. o.
- Bereich der vegetativen Rinne/HWS - L.: Unter der Helixkrempe, segmental den Wirbelkörpern zuordenbar. I./W.: Vegetative Reaktionen des Organismus bei akuten und chronischen Erkrankungen (Behandlungsstrahl).

Modalitätsspezifische oder ergänzende Punkte
- Ganglion cervicale medius - L.: Zone des sympathischen Grenzstrangs (paravertebrale sympathische Ganglienkette) in der Wand der Anthelix, etwas oberhalb des Conchabodens, in Höhe HWK 5/6. I./W.: Wirkung auf das Ggl. cerv. med., z.B. zur Blutdruckregulation, bei Durchblutungsstörungen im Gesicht, evtl. Oberbauchbeschwerden.
- Ganglion cervicale superius - L.: Zone des sympathischen Grenzstrangs (paravertebrale sympathische Ganglienkette) in der Wand der Anthelix, etwas oberhalb des Conchabodens, in Höhe HWK 1/2. I./W.: Wirkung auf das Ggl. cerv. sup., z.B. bei Gesichtsneuralgien, Durchblutungsstörungen.
- Ganglion stellatum - L.: Zone des sympathischen Grenzstrangs (paravertebrale sympathische Ganglienkette) in der Wand der Anthelix, etwas oberhalb des Conchabodens, in Höhe HWK 6 - BWK 2. I./W.: Wirkung auf das Ggl. stellatum, z.B. bei Neuralgien und Durchblutungsstörungen im okzipitalen, zervikalen, thorakalen und brachialen sympathischen Versorgungsgebiet, Zephalgie, Migräne.

Vertigo

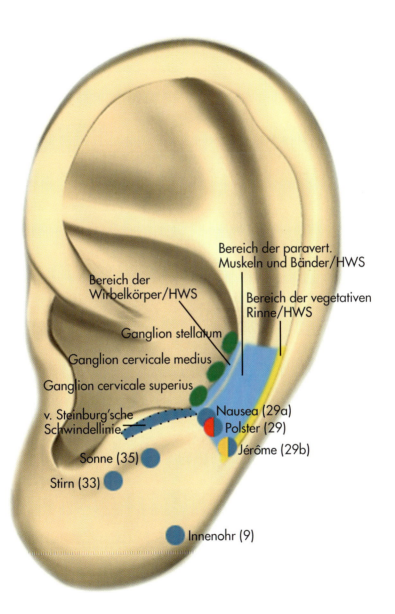

Weitere Anwendungsgebiete
Raucherentwöhnung
Organ- oder Korrespondenzpunkte
- Plexus bronchopulmonalis - I./W.: Erkrankungen der Atmungsorgane besonders spastischer Genese.
- Lungen-Areal - I./W.: Lungenerkrankungen (auch im Sinne der TCM), Nikotinsucht, Hauterkrankungen.
- Mund-Schlund-Areal (84) - I./W.: Erkrankungen im Mund- und Oropharynx, Suchterkrankungen.
- Magen-Kardia (86) - I./W.: Reizmagen, funktionelle Oberbauchbeschwerden, nervöses Erbrechen, Völlegefühl.

Analgetisch bzw. antiphlogistisch wirkende Punkte
- Shen Men (55) - I./W.: "Tor der Götter"; analgetisch, antiphlogistisch, beruhigend.
- Polster (29) - I./W.: Okzipitaler Kopfschmerz, Schwindel, Hypotonie; analgetisch, allgemein beruhigend, ausgleichend.

Vegetativ ausgleichende Punkte
- Frustrationspunkt - I./W.: Raucherentwöhnung, Gewichtsreduktion, Frustration, psychische Belastung bei chronischen Erkrankungen.
- Anti-Aggression (PT 1) - I./W.: Psychotroper Punkt 1 (n. Rubach), aggressives Verhalten, zur Suchttherapie, autoaggressive Zustände im Rahmen chronischer Erkrankungen.
- Punkt der Begierde (29c) - I./W.: Suchtbehandlung, Raucherentwöhnung, Gewichtsreduktion.
- Jérôme (29b) - I./W.: Muskulärer und psychischer Entspannungspunkt, vegetativ ausgleichend.
- Polster (29) - I./W.: s. o.
- Shen Men (55) - I./W.: s. o.
- Vegetativum I (51) - L.: Auf dem Crus inferius anthelicis, bis unter die Helixkrempe ragend. I./W.: Bei vegetativ bedingten Erkrankungen; spasmolytisch, entspannend, ausgleichend.
- Vegetativum II (34) - L.: Auf der Antitragusinnenseite, zwischen Thalamus (26a) und dem Ovar-Punkt (23). I./W.: Bei vegetativ und psychovegetativ bedingten Erkrankungen; antiphlogistisch, analgetisch, beruhigend, ausgleichend.
- Omega-Hauptpunkt - I./W.: Psychotroper Punkt, psychisch-geistiger Ausgleich bei chronischen Erkrankungen (n. Rubach).
- Omega 1-Punkt - I./W.: Psychotroper Punkt, bei psychovegetativen Störungen des Intestinums, Stoffwechsel- u. Verhaltensstörungen (n. Rubach).

Modalitätsspezifische oder ergänzende Punkte
- Lungen-Areal - I./W.: s. o.
- Niere (95) - I./W.: Schwächen, Schmerzen und Erkrankungen der Niere und der Nebenniere (auch im Sinne der TCM), z.B. Lumbalgien, Fertilitätsstörungen, Menstruationsbeschwerden, Erkrankungen des Ohres.
- Leber (97) - I./W.: Hepatopathien, Meteorismus, Dyspepsien, hämatologische Erkrankungen, Suchterkrankungen, ggf. Augenerkrankungen; unterstützend bei allen plötzlichen, wechselnden und kolikartigen Erkrankungen im Sinne der TCM (z.B. Allergien, Koliken, akute Neuralgien u.a.).
- Mund-Schlund-Areal (84) - I./W.: s. o.

Raucherentwöhnung

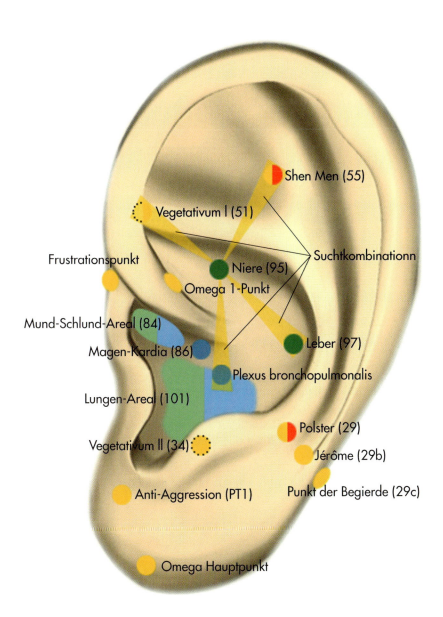

Gewichtsreduktion

Organ- oder Korrespondenzpunkte
- Plexus solaris - I./W.: Gastritiden, Oberbauchbeschwerden, Prüfungsangst.
- Mund-Schlund-Areal (84) - I./W.: Erkrankungen im Mund- und Oropharynx, Suchterkrankungen.
- Magen-Kardia (86) - I./W.: Reizmagen, funktionelle Oberbauchbeschwerden, nervöses Erbrechen, Völlegefühl.
- Magen (87) - I./W.: Akute und chronische Gastritiden, Neurasthenie, Eßstörungen, Übelkeit.
- Punkt des Eßverlangens - I./W.: Gewichtsreduktion, Völlegefühl.

Analgetisch bzw. antiphlogistisch wirkende Punkte
- Shen Men (55) - I./W.: "Tor der Götter"; analgetisch, antiphlogistisch, beruhigend.
- Polster (29) - I./W.: Okzipitaler Kopfschmerz, Schwindel, Hypotonie; analgetisch, allgemein beruhigend, ausgleichend.

Vegetativ ausgleichende Punkte
- Frustrationspunkt - I./W.: Raucherentwöhnung, Gewichtsreduktion, Frustration, psychische Belastung bei chronischen Erkrankungen.
- Anti-Aggression (PT 1) - I./W.: Psychotroper Punkt 1 (n. Rubach), aggressives Verhalten, zur Suchttherapie, autoaggressive Zustände im Rahmen chronischer Erkrankungen.
- Punkt der Begierde (29c) - I./W.: Suchtbehandlung, Raucherentwöhnung, Gewichtsreduktion.
- Jérôme (29b) - I./W.: Muskulärer und psychischer Entspannungspunkt, vegetativ ausgleichend.
- Polster (29) - I./W.: s. o.
- Plexus solaris - I./W.: s.o.
- Omega-Hauptpunkt - I./W.: Psychotroper Punkt, psychisch-geistiger Ausgleich bei chronischen Erkrankungen (n. Rubach).
- Omega 1-Punkt - I./W.: Psychotroper Punkt, bei psychovegetativen Störungen des Intestinums, Stoffwechsel- u. Verhaltensstörungen (n. Rubach).
- Omega 2-Punkt - I./W.: Psychotroper Punkt, ausgleichend bei gestörter Mensch-Umwelt-Beziehung (n. Rubach).
- Vegetativum I (51) - L.: Auf dem Crus inferius anthelicis, bis unter die Helixkrempe ragend. I./W.: Bei vegetativ bedingten Erkrankungen; spasmolytisch, entspannend, ausgleichend.
- Vegetativum II (34) - L.: Auf der Antitragusinnenseite, zwischen Thalamus (26a) und dem Ovar-Punkt (23). I./W.: Bei vegetativ und psychovegetativ bedingten Erkrankungen; antiphlogistisch, analgetisch, beruhigend, ausgleichend.
- Shen Men (55) - I./W.: s. o.

Modalitätsspezifische oder ergänzende Punkte
- Punkt des Eßverlangens - I./W.: s.o.

Gewichtsreduktion

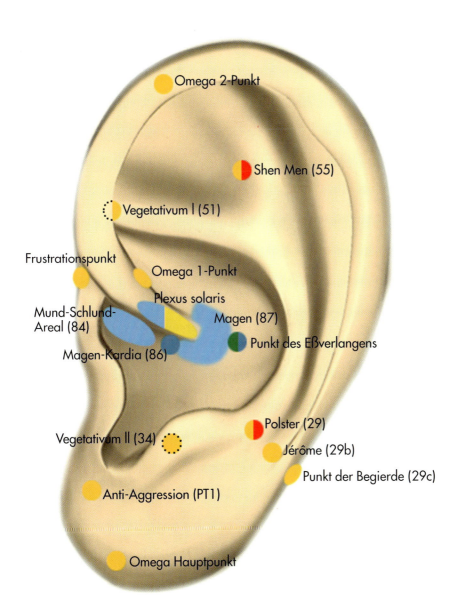

Prüfungsangst

Analgetisch bzw. antiphlogistisch wirkende Punkte
- Shen Men (55) - I./W.: "Tor der Götter"; analgetisch, antiphlogistisch, beruhigend.

Vegetativ ausgleichende Punkte
- Herz (100) - I./W.: "Vegetativer Herzpunkt", psychische Befindlichkeitsstörungen, Neurasthenie, Schlafstörungen, Prüfungsangst, vegetative Herzrhythmusstörungen, Hypotonie, Hypertonie.
- Shen Men (55) - I./W.: s. o.
- Punkt der Beklommenheit - I./W.: Nervöse Gastritis, Prüfungsangst, Lampenfieber.
- Vegetativum I (51) - L.: Auf dem Crus inferius anthelicis, bis unter die Helixkrempe ragend. I./W.: Bei vegetativ bedingten Erkrankungen; spasmolytisch, entspannend, ausgleichend.
- Omega-Hauptpunkt - I./W.: Psychotroper Punkt, psychisch-geistiger Ausgleich bei chronischen Erkrankungen (n. Rubach).
- Omega 1-Punkt - I./W.: Psychotroper Punkt, bei psychovegetativen Störungen des Intestinums, Stoffwechsel- u. Verhaltensstörungen (n. Rubach).
- Omega 2-Punkt - I./W.: Psychotroper Punkt, ausgleichend bei gestörter Mensch-Umwelt-Beziehung (n. Rubach).
- Frustrationspunkt - I./W.: Raucherentwöhnung, Gewichtsreduktion, Frustration, psychische Belastung bei chronischen Erkrankungen.
- Anti-Aggression (PT 1) - I./W.: Psychotroper Punkt 1 (n. Rubach), aggressives Verhalten, zur Suchttherapie, autoaggressive Zustände im Rahmen chronischer Erkrankungen.
- Angst-Sorge (PT 2) - I./W.: Psychotroper Punkt 2 (n. Rubach), reale oder irreale Angstzustände, Sorge.
- Anti-Depression (PT 3) - I./W.: Psychotroper Punkt 3 (n. Rubach), depressive Begleiterkrankungen.
- Kummer-Freude (PT 4) - I./W.: Psychotroper Punkt 4 (n. Rubach), Kummer, verminderte Lebensfreude, Antriebslosigkeit.

Modalitätsspezifische oder ergänzende Punkte
- Niere (95) - I./W.: Schwächen, Schmerzen und Erkrankungen der Niere und der Nebenniere (auch im Sinne der TCM), z.B. Lumbalgien, Fertilitätsstörungen, Menstruationsbeschwerden, Erkrankungen des Ohres.

Prüfungsangst

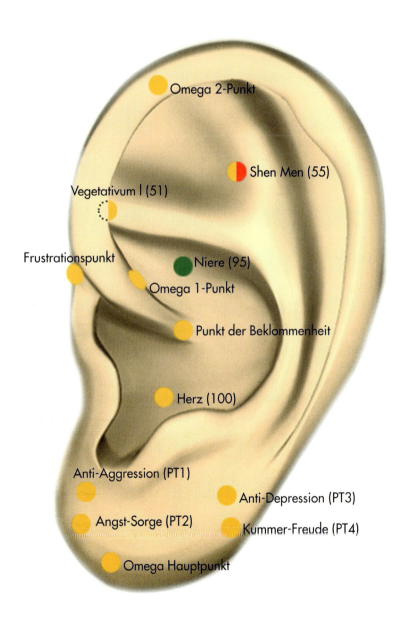

Psychovegetative Befindlichkeitsstörungen

Analgetisch bzw. antiphlogistisch wirkende Punkte
- Shen Men (55) - I./W.: "Tor der Götter"; analgetisch, antiphlogistisch, beruhigend.

Vegetativ ausgleichende Punkte
- Frustrationspunkt - I./W.: Raucherentwöhnung, Gewichtsreduktion, Frustration, psychische Belastung bei chronischen Erkrankungen.
- Anti-Depression (PT 3) - I./W.: Psychotroper Punkt 3 (n. Rubach), depressive Begleiterkrankungen.
- Kummer-Freude (PT 4) - I./W.: Psychotroper Punkt 4 (n. Rubach), Kummer, verminderte Lebensfreude, Antriebslosigkeit.
- Anti-Aggression (PT 1) - I./W.: Psychotroper Punkt 1 (n. Rubach), aggressives Verhalten, zur Suchttherapie, autoaggressive Zustände im Rahmen chronischer Erkrankungen.
- Angst-Sorge (PT 2) - I./W.: Psychotroper Punkt 2 (n. Rubach), reale oder irreale Angstzustände, Sorge.
- Herz (100) - I./W.: "Vegetativer Herzpunkt", psychische Befindlichkeitsstörungen, Neurasthenie, Schlafstörungen, Prüfungsangst, vegetative Herzrhythmusstörungen, Hypotonie, Hypertonie.
- Shen Men (55) - I./W.: s. o.

Modalitätsspezifische oder ergänzende Punkte
- Lunge (101) - I./W.: Lungenerkrankungen (auch im Sinne der TCM), Nikotinsucht, Hauterkrankungen.
- Niere (95) - I./W.: Schwächen, Schmerzen und Erkrankungen der Niere und der Nebenniere (auch im Sinne der TCM), z.B. Lumbalgien, Fertilitätsstörungen, Menstruationsbeschwerden, Erkrankungen des Ohres.

Psychovegetative Befindlichkeitsstörungen

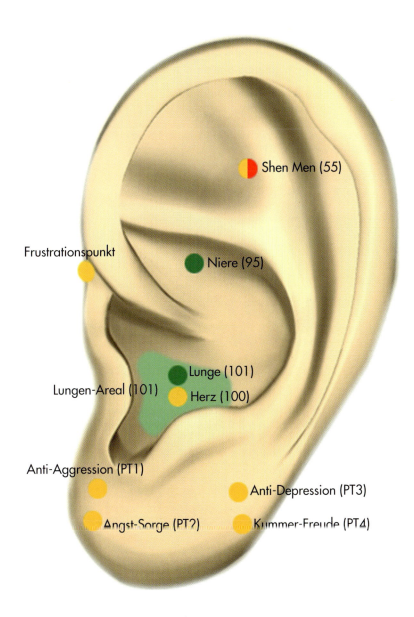

Literatur

Busse E, Busse P: Akupunktur-Fibel. 4. Aufl. Richard Pflaum; München; (1975)

Chen Y, Deng L: Essentials of Contemporary Chinese Acupuncturists' clinical experiences. Foreign Languages Press; Beijing; (1989)

Elies M: Pragmatische Therapie der Außenkrankheiten. In: Pothmann R (Hrsg.): Akupunktur-Repetitorium. 2. Aufl. Hippokrates; Stuttgart; (1994)

Gleditsch JM: Reflexzonen und Somatotopien. 3. Aufl. WBV Biologisch-Medizinische Verlagsges.; Schorndorf; (1988)

Herget HF: Neuro- und Phytotherapie schmerzhafter funktioneller Erkrankungen. Band I, 7.Aufl. Pascoe; Giessen; (1995)

Herget HF: Neuro- und Phytotherapie schmerzhafter funktioneller Erkrankungen. Band II, 5.Aufl. Pascoe; Giessen; (1995)

Kampik G: Propädeutik der Akupunktur. Hippokrates; Stuttgart; (1988)

König G, Wancura I: Einführung in die chinesische Ohrakupunktur. 9. Aufl. Haug; Heidelberg; (1989)

König G, Wancura I: Praxis und Theorie der Neuen Chinesischen Akupunktur; Band III: Ohr-Akupunktur. Maudrich; Wien; (1987)

Lange G: Akupunktur der Ohrmuschel. 3. Aufl. WBV Biologisch-Medizinische Verlagsges.; Schorndorf; (1987)

Nogier PMF: Praktische Einführung in die Aurikulotherapie. Maisonneuve; Sainte-Ruffine; (1978)

Ogal HP, Elies M, Herget HF: Schmerzen des Bewegungsapparates. In: Pothmann R (Hrsg.): Systematik der Schmerzakupunktur. Hippokrates; Stuttgart; (1996)

Quan S: Applied Chinese Acupuncture for Clinical Practitioners. Science und Technology Press; Shandong; (1985)

Rubach A: Propädeutik der Ohrakupunktur. Hippokrates; Stuttgart; (1995)

Schirmohammadi R. Videoreihe der Neuraltherapie; Bd. 1-4. Pascoe; Giessen; (1995)

Schrecke BD, Wertsch GJ: Lehrbuch der modernen und klassischen Akupunktur. 9. Aufl. WBV Biologisch-Medizinische Verlagsges.; Schorndorf; (1989)

Wang XT, Li JL: An illustrated History of Acupuncture and Moxibustion. China Academy of Traditional Chinese Medicine; Beijing; (1987)